Cornelia Jönsson

Lust auf Schmerz

33 Frauen erzählen,
wie sie ihren Sadomasochismus
entdeckten

Schwarzkopf & Schwarzkopf

33 Strauchlerinnen 33 Frauenfußpaare im Dickicht 33 Einsamkeiten 33 Orientierungsverluste 33 Neuanfänge 33 Abzweigungen 33 Wege weg vom Weg 33 Tauchgänge 33 Blicke in die Tiefe 33 Verdunkelungen 33 Wahrheiten 33 Suchende 33 Frauen die anders sind 33 Frauen die sich selbst neu erfinden 33 Ausbrüche 33 Einbrüche 33 Durchbrüche 33 Ankommende 33 Entdeckerinnen neuer Kontinente 33 Reisende in unbekanntes Gebiet 33 Dompteurinnen ihrer eigenen Bestien 33 Frauen die sich ins Angesicht blicken 33 Frauen die die Straße der meisten verlassen 33 Frauen die ihren eigenen Weg gehen 33 Geschichten die sich selbst schreiben 33 Bilder die sich dem Malen nach Zahlen entziehen 33 Versuche es anders zu machen 33 Frauen die ihre Lust entdecken 33 Frauen die den Schmerz suchen 33 Frauen die ihre Lust da finden wo Schmerz sich ausbreitet 33 Frauen die ihre eigenen Abgründe hegen 33 Frauen für die böse so gut ist 33 Frauen die Verbotenes denken 33 Frauen die erregt was entsetzt 33 Frauen die sich nehmen was sie brauchen 33 Ehrlichkeiten 33 Lieben 33 Lüste 33 Hingaben 33 Risiken 33 Dunkelheiten 33 Reisen ohne Zielvorgabe 33 Fluchten aus der Sicherheit heraus in die Gefahr hinein 33 Stürme auf das Jetzt 33 Körperentdeckungen 33 Ruhen 33 Jägerinnen ihres eigenen Begehrens 33 Beuten ihrer eigenen Gelüste 33 Spurensucherinnen 33 Erforscherinnen dessen was unter allem liegt 33 Kontrollverluste 33 Aufgaben 33 Anmaßungen 33 Erleuchtungen 33 Entschlüsse 33 Konsequenzen 33 Einverständniserklärungen mit dem eigenen So-Sein 33 Einwilligungen ins Glück 33 Ausnahmezustände 33 Ausnahmewege 33 alternative Lebensentwürfe 33 Abweichungen 33 Lustforscherinnen 33 Meisterinnen des Schmerzes

Vorwort

Das vorliegende Buch enthält 33 Geschichten von 33 Frauen, die vollkommen unterschiedlich sind und sich dennoch darin gleichen, dass sie alle an einem bestimmten Punkt ihres Lebens einsam wurden durch die Erkenntnis, anders zu begehren, als es die meisten tun. Sogar auf eine Weise zu begehren, die auch heute noch mancherorts als schlecht, pervers oder böse empfunden wird.

Jede der 33 Frauen hat den Mut aufgebracht, sich ihrem ureigenen Empfinden in all seiner Andersartigkeit zu stellen und es – oft gegen Widerstände – lebendig werden zu lassen.

Manche der porträtierten Frauen sind noch sehr jung und haben ihre sadomasochistische Neigung von Anfang an in ihr Liebesleben integriert. Andere sind den Schritt von der Fantasie in die Realität erst gegangen, nachdem sie jahrzehntelang in SM-freien Beziehungen gelebt haben.

Für einige Frauen ist SM inzwischen auch Teil ihres Berufes, für andere gehört BDSM ausschließlich ins Schlafzimmer. Viele der Interviewten stoßen beim Ausleben ihres Sadomasochismus immer wieder auf Schwierigkeiten emotionaler oder praktischer Natur. Aber keine möchte je wieder darauf verzichten.

Da all diese Geschichten sehr intim sind, wurden sämtliche Namen geändert.

Die Form der Texte ist unterschiedlich – mal lesen sie sich wie Geschichten, mal sind es Porträts und manchmal auch Interviews. Je nachdem, was zu der jeweiligen Frau und ihrem speziellen Bedürfnis nach Anonymität am besten passte.

Metamorphosen:

Britta

Alter: 47 | Beruf: erst Arzthelferin, dann Krankenpflegerin, jetzt im Einzelhandel tätig | Wohnort: Hamburg | Familienstand: Ehemann und ziemlich große Kinder | Lieblingsgetränk: Weißwein | Lieblingsessen: Pasta | Lieblingsbuch: »Das Lächeln der Fortuna« | Lieblingsmusik: Opern und instrumentale Klassik

Statt viele Worte zu verlieren, legte sie eine Augenbinde und eine Reitgerte, frisch erstanden bei Orion, unter die eheliche Bettdecke. Ihr Mann nahm beides zur Kenntnis und sagte: »Das kann ich nicht. Ich liebe dich.«

Britta liebte ihren Mann ebenfalls. Aber Britta ist auch Sadomasochistin. Und das nicht erst seit gestern. Mit 16 begann sie, davon zu träumen, von ihrem Freund sexuell dominiert zu werden. In ihrer Fantasie war sie stets nackt in seiner Gegenwart. Mit den Jahren häuften sich die Männer in ihren erotischen Träumen. Ziemlich bald wollte sie von vielen gleichzeitig benutzt werden, wobei sie selbst mystisch-düster als Opferlamm auf einen Stein gebunden oder aber, der tatsächlichen sadomasochistischen Praxis etwas näher, auf einen gynäkologischen Stuhl geschnallt war. In ihrer Ehe lebte sie ihre Neigung indirekt aus. Indem sie sich mittels ihrer Vergewaltigungsfantasien in Stimmung brachte, um mit ihrem Mann Sex haben zu können. Der wusste allerdings nichts von den wilden Geschehnissen im Kopf seiner Liebsten und sie selbst hatte andauernd ein schlechtes Gewissen deswegen.

Britta fand sich nackt in ihrem eigenen Schlafzimmer wieder, wo ein Fremder sie mit einer Reitgerte züchtigte. Das war ein Irrtum, diese SM-Geschichte, dachte sie, während er sie schlug und es so höllisch wehtat. Genau das ist es, was ich immer schon dringend wollte, dachte sie glückselig, als er wieder weg war. Man lässt keine fremden Männer in sein eigenes Haus. Erst recht nicht, ohne sich covern zu lassen. Das weiß Britta inzwischen und das war ihr auch vor sechs Jahren im Grunde schon bewusst. Aber die Intensität ihrer Begierde vernebelte ihr den Verstand. Wer kennt das nicht. Nachdem ihr Mann nicht allzu begeistert auf ihre Geschenke unter der Bettdecke reagiert hatte, suchte sie sich den Schlüssel zur Schatzkammer ihrer Lust im Netz. Natürlich wurde sie fündig. Mit nichts weiter als High Heels, Strapsen und einem Mantel bekleidet, saß Britta im Auto des fremden Mannes. Er hatte ihr die Augen verbunden. Auch das sollte man nicht tun. Britta tat es aber trotzdem, weil sie das Opferlamm, das in ihr wohnte, nicht länger gefangen halten konnte. Es wollte raus. Ganz dringend. So dringend, dass Britta nicht nur ihre Sicherheit, sondern auch ihre Ehe riskierte. Denn der Fremde hatte per E-Mail von ihr verlangt, in einem Mantel mit nichts weiter als Strapsen darunter an einer Straßenecke auf sie zu warten. Es war klar, dass die Ehefrau und Mutter es niemals unbemerkt schaffen würde, sich so aufzubrezeln. Also weihte sie ihren Mann ein. Oder fast. Dass sie ihre Neigung einfach nicht unterdrücken könnte, sagte sie ihm, und dass sie im Netz ein ähnlich gestricktes Pärchen kennengelernt habe, welches sie zu einer privaten Party eingeladen habe, für die sie sich eben entsprechend kleiden müsste. Das schien ihr eine angemessene Dosis von Wahrheit zu sein. Tatsächlich reagierte ihr Mann erstaunlich verständnisvoll und unterstützend. Er schnappte sich die Kinder und schleppte sie zu McDonald's, während die Mutter halb nackt das Haus verließ, um sich von einem fremden Mann entführen zu lassen.

Britta hatte ein Haus, einen Mann und drei Kinder. Außerdem Arbeit und Freunde. Alles war gut und Britta zufrieden. Aber es gab diesen drängenden Wunsch in ihr, dahin zu gehen, wo ihr Schmerz wohnt. Es zog sie so sehr dorthin, dass ihr das Familienidyll vor den Augen verschwamm und jeder noch so kleine, alltägliche Gedanke mit Bildern der Unterwerfung um ihre Aufmerksamkeit buhlen musste. Sie ließ sich von dem Fremden in einem leeren, fast nachbarschaftslosen Haus auf den Dachboden führen und an zwei Balken fixieren. So etwas ist gefährlich und das merkte Britta. Der Mann schlug auf sie ein wie ein Irrer. Die unterschiedlichsten Schlaginstrumente verletzten ihre Haut. Sie schrie das verabredete Safeword. Er machte weiter. Sie baumelte in ihren Fesseln, weil sie sich nicht mehr auf ihren Beinen halten konnte. Er machte weiter. Er band sie los, sie fiel zu Boden, wo sie zusammengekauert liegen blieb. Er machte weiter. Bis er sie schließlich brutal vergewaltigte. Danach kam er wohl wieder zur Besinnung und stotterte ein paar völlig idiotische Ausreden.

Britta war nicht mehr an Gesprächen interessiert. Sie ließ sich nach Hause fahren. In den Armen ihres Mannes brach sie in Tränen aus. Sie fühlte sich beschmutzt, benutzt und unendlich beschämt. Ihr Mann pflegte ihre Wunden. Dass die Geschichte mit der Party nicht ganz richtig war, verzieh er ihr, und dass ihre Neigungen zu stark waren, um sich unterdrücken zu lassen, dass sie vielmehr ihr Denken vollkommen annektierten, verstand er. Gemeinsam suchten sie nach einem Spielpartner für sie, der ihr keinen Schaden zufügte.

So gut, wie sie klang, war die Verabredung, Brittas Sadomasochismus außerhalb der Ehe zu hegen, nicht. Nach zwei Jahren an sich guter Spielerfahrungen wurde Britta klar, dass sie SM nicht mehr außerhalb einer Liebesbeziehung leben wollte. »Fremdzulieben« verlangte ihrer Ehe allerdings um einiges mehr ab als die Spiele in andrer Männer Sandkästen.

Britta und ihr Mann trennten sich in Liebe. Weil ihr Verlangen nach einer sadomasochistischen Liebesbeziehung nicht mehr kompromissbereit war. Und er das nicht konnte.

Er fand eine neue Freundin, ihre Eifersucht stieß ihre Lust von ihrem inneren Thron und sie erklärte sich bereit, auf SM zu verzichten, wenn ihr Mann nur zu ihr zurückkäme.

Dieser hatte inzwischen festgestellt, dass BDSM eigentlich doch eine ziemlich feine Sache war.

Seit 2005 leben die beiden SM in ihrer Ehe.

Nachdem der Mann im Bilde war, wurden die beiden älteren Kinder informiert. Die waren damals schon fast erwachsen. »Man sollte sich nie einbilden, dass 16-jährige Mädchen glauben, man würde mit einer Freundin ins Kino gehen, wenn man im Badezimmer in Latexrock, Korsage und High Heels vor dem Spiegel steht«, sagt Britta.

Die Kinder nahmen das gut auf. Sie schätzen die interessanten Freunde der Eltern, mit denen sie über ganz andere Dinge sprechen können als mit den eigenen Freunden. Sie sind tolerant und weltoffen.

Das jüngste Kind allerdings tappt noch im Dunkeln. Weil es erst zehn ist. In dem Alter sollte man Kinder nicht mit so etwas belasten, denkt Britta. Dabei steckt der Kleine vielleicht schon mittendrin.

Als er gerade eingeschult worden war, vergnügte sich Britta in der *Sklavenzentrale*, während ihr Sohn im selben Zimmer herumsprang. Sie hatte ganz vergessen, dass er schon lesen konnte. Bis er das Wort *Sklavenzentrale* buchstabierte und sich wunderte. Allerdings war allgemein bekannt, dass der ABC-Schütze ganz gern mal Mädchen auf den Hintern schlug. Also erklärte ihm die Mutter, die *Sklavenzentrale* sei eine Plattform für Leute, die, wie er, gerne anderen auf den Po hauen. Ob er sich denn da auch anmelden könne, fragte der Sechsjährige – und wurde auf später vertröstet.

Außer dem Mann und den Kindern hat Britta nur noch ihre Schwester in das Wesen ihrer Lust eingeweiht. Und die redet nicht mehr mit ihr.

Nachdem ihre Fantasien es geschafft hatten, sich in die Realität durchzukämpfen, lugte Britta schließlich vorsichtig in die Hamburger SM-Szene hinein. Wobei sie erst einmal in einschlägige Internet-Chatrooms linste und sich dann unter Begleitung eines Chatters ihres Vertrauens ins *Café Sittsam* wagte. Der Ort erwies sich als erstaunlich harmlos. Herzklopfen bei der Arbeit und am familiären Esstisch waren unnötig gewesen. Es passierte nichts Schlimmes. Genau genommen passierte gar nichts. Keine Prügeleien, keine rituellen Opferungen, keine peinlichen Befragungen, keine Schändung. Bloß schwarzgewandete freundliche Menschen, die ganz normal waren. Oder zumindest nicht weniger normal als Britta selbst. Nachdem sie ihrer Lust, ihrer erotischen Identität, ihrem Schmerz und ihrer Hingabe ans Tageslicht verholfen hatte, begann Britta jetzt, ihr Freizeitleben zu verändern. Auf den neuen Bettgefährten folgten neue Freunde. Die wiederum alte Bekannte verdrängten.

Durch den frisch erlangten Blick der Sadomasochistin erschienen Britta viele ihrer Vanilla-Freunde inakzeptabel intolerant. Abfällige Äußerungen über Homo- und Transsexuelle konnte sie nicht mehr hinnehmen, seit solche Menschen ihren Freundeskreis bevölkerten. Überhaupt – die Ablehnung des Abweichenden war nicht mehr zu tolerieren, seit sie selbst abwich.

Und dann: Grillen und Tanzen im Garten und im Wohnzimmer verlieren eben an Anziehungskraft, wenn man sich genauso gut in den örtlichen Szenelokalen mit etwas tieferem Dekolleté und etwas höheren Absätzen sadomasochistisch vergnügen kann. Wobei man sich mit seinen Tischnachbarn nicht bloß über Beruf, Kinder und Autos, sondern eben auch über Striemen, Brandwunden und Sexstellungen unterhält.

Es häutete sich ihr Freundeskreis. Es starben die Freundschaften ab, die schon lange bloß noch Hülle gewesen waren, und es zeigten sich frische, andersartige.

An ihrem Arbeitsleben hat sich nichts geändert, seit Britta ihren Sadomasochismus lebt. Von Montag bis Freitag zu den regulären Geschäftszeiten kleidet sie sich unauffällig und plaudert über dies und das.

Ihre Neigung hat allerdings dazu geführt, dass sie mit dem Schreiben begonnen hat. Zu Beginn mit dem erklärten Ziel, ein bisschen Ordnung in den chaotisch wuchernden Urwald ihres Begehrens zu bringen, um sich eine gewisse Übersicht zu verschaffen. Das ist ihr inzwischen weitgehend gelungen. Jetzt schreibt sie um des Schreibens willen. Nicht mehr für sich über sich, sondern über Submissivität ganz generell, damit in anderen Menschen Ableger ihrer eigenen Verzauberung blühen.

Das Gute an den erfundenen Geschichten ist, dass sie stets verfügbar sind. Auch in Zeiten des erotischen Diäthaltens. Also auch jetzt, wo Britta und ihr Mann zwischen Wäsche, Schule und Arbeit relativ selten Raum für ihr sadomasochistisches Spiel finden.

Wo wir beginnen:

Joe

Alter: 18 | Beruf: Abiturientin | Wohnort: Dresden | Lieblingsbuch: »Vaterland« (derzeit) | Lieblingsgetränk: Piña Colada | Lieblingsmusikerin: Annett Louisan | Lieblingsort für Sex: Strand, auch wenn es kitschig ist | Lieblingsspielzeug: ihr Partner, wenn er alles richtig macht

Wie hat dein sadomasochistisches Leben begonnen?
Virtuell. Ich wohnte mit meinen Eltern und meinen beiden jüngeren Schwestern in einem Einfamilienhaus mit Garten am Rande von Dresden im typischen Vorort-Idyll. Wir benutzten alle denselben Computer, was auch lange Zeit kein Problem darstellte – bis ich eines Tages, mit ungefähr 13, das Internet für meine Zwecke entdeckte. Ich fand die *Sklavenzentrale* und diverse andere Communitys, aber auch kostenpflichtige, unseriöse und pornographische Seiten. Einmal in diesem Informationsparadies angekommen, kannte ich kein Halten mehr: Wie ein ausgetrockneter Schwamm sog ich alles auf, was ich zu sehen oder zu lesen bekam, und war süchtig nach immer mehr Wissen über das, was ich war und was ich damit jetzt machen konnte.

Aber natürlich blieb meine Abenteuersafari durch den virtuellen SM-Dschungel nicht lange unentdeckt: Meiner Mutter fielen die merkwürdigen Spam-Mails zuerst auf und auch der Internet-Verlauf dokumentierte meine »Schandtaten«. (Mein PC-Wissen hatte nicht einmal ausgereicht, um mir eine eigene

Mail-Adresse einzurichten, geschweige denn, meine Spuren zu verwischen.) Sie reagierte verwundert und neugierig. Sie wollte wissen, was ich gesucht hatte, was mich beschäftigte und was mir diese neue Leidenschaft bedeutete. In meinem Durst nach Antworten erzählte ich ihr nur zu bereitwillig alles, was ich wusste und noch viel mehr darüber, was ich alles noch nicht wusste. Anschließend durchlief meine Mutter vom ersten Abtun – *Das ist so eine pubertäre Phase, das wächst sich aus* – über Besorgnis – *Das sind doch alles perverse, alte Säcke! Dafür bist du doch zu schade!* – und Ungläubigkeit – *Dir geht es doch nur um die Aufmerksamkeit* – alle Phasen der Verarbeitung.

Dann standen wir einmal beim Kochen gemeinsam in der Küche und schwatzten. Ich machte eine freche Bemerkung und streckte ihr die Zunge heraus. Daraufhin drohte sie mir scherzhaft mit dem Kochlöffel, ließ ihn dann aber doch wieder sinken und meinte mit einem verschmitzten Grinsen: »Ach das nützt ja bei dir eh nichts – am Ende gefällt dir das noch!«, woraufhin wir uns fast auf dem Boden kugelten vor Lachen. In diesem Moment wusste ich, dass sie sich damit abgefunden hatte und dass sie es als einen Teil von mir akzeptierte.

Wie kam es zum ersten realen Kontakt?

Mit 14 habe ich dann zum ersten Mal versucht, reale Kontakte zu knüpfen. Dabei ging es mir zunächst nur um das Erleben einer Session. Ich fand schließlich einen passiven jungen Mann, der sich eine Spanking-Session mit mir wünschte.

Da ich bei meinen Eltern und er bei seiner Freundin wohnte, trafen wir uns in einem weitläufigen Park. Es war Januar und der Schnee lag knöchelhoch. Es war hundekalt. Morgens hatte ich einen Kochlöffel aus der Küche geschmuggelt und am Abend davor hatte ich einen Gürtel von meinem Vater verschwinden lassen. Nachdem der Mann sich über einen großen umgefallenen Baumstamm gebeugt hatte, schlug ich ihn damit etwa eine Stunde. Wir waren beide absolut unerfahren und schüchtern. Wir sprachen kaum und verabschiedeten uns anschließend fast wortlos. Das Treffen bestätigte mir zunächst, dass meine SM-Neigung tatsächlich vorhanden war, befriedigte mich aber nicht ansatzweise. Ich war einfach noch zu unerfahren, um zu wissen, was genau ich brauchte und wie ich es bekommen konnte. Trotzdem war dieses Erlebnis für mich etwas Besonderes, weil ich zum ersten Mal merkte: Das gibt es ja wirklich! Das ist keine Spinnerei von Internet-Junkies, das ist Realität. Und ich hatte erstmals die Hoffnung, irgendwann Teil dieser Realität sein zu können.

Hast du Kontakte zur Szene und wie wichtig ist dir das?
Die erste Community, bei der ich mich anmeldete, war die *Sklavenzentrale*. Dort hatte ich zwar schon bald einige virtuelle Kontakte, aber im Großen und Ganzen konnte ich mit dieser Art von Szene noch nichts anfangen, weil der Altersdurchschnitt einfach weit über meinen 14 Jahren lag und ich ja weder auf eine Party noch zu einem Stammtisch gehen konnte.

Einen wichtigen Schritt auf dem Weg zu einer jungen Szene in meiner Umgebung machte ich mit der Entdeckung der SMJG (Sadomasochistische Jugendgruppe / BDSM-Jugend). Dort brauchte ich endlich mein Alter nicht mehr zu vertuschen, konnte sein, wie ich wirklich war, und fand recht schnell Zugang zu den anderen. Ich besuchte die Stammtische in Dresden und lernte dadurch einige wirklich liebe Menschen kennen, mit denen ich dann später auch Spielpartnerschaften aufbaute.

Mit meinem achtzehnten Geburtstag vor einigen Monaten war mir dann endlich der offizielle Weg in die *Sklavenzentrale* offen und ich erlebte einen wahren Boom, was den Umfang meiner Kontakte anging. Innerhalb kürzester Zeit lernte ich massenhaft Leute aus ganz Deutschland und schließlich auch meinen Schatz kennen. Seitdem gehe ich auf Partys, habe Sessions mit Frauen und Männern, Sklaven und Herren, Dominas und Zofen und begegne ständig wieder neuen, interessanten SMern.

Ich halte die SM-Szene für einen Querschnitt durch die Gesellschaft. Genau wie im »normalen Leben« gibt es Spinner und Intellektuelle, Sanftmütige und Kloppies, Normale und Abgedrehte.

Die SM-Szene ist mittlerweile derartig groß, dass es kaum noch möglich ist, keine Nische für sich zu finden, in der man sich wohlfühlt. Wer in dieser Szene keinen Anschluss findet, der würde auch in keiner anderen welchen finden.

Ich habe einen Kreis von Menschen aufgebaut, mit denen ich mich sehr gern umgebe, und mit der Masse der SM-Szene habe ich zumindest keine Probleme.

Es gibt auch einen Teil in der SM-Szene, mit dem ich absolut nichts anfangen kann, und das ist die irreführenderweise oft als Old-School bezeichnete Bewegung (hat meiner Meinung nach mit Zeit und Alter nichts zu tun), die meint, SM sei eine todernste Sache und habe mit Sex erst mal gar nichts zu tun, Switchen sei eine Todsünde und das Recht auf Herrschaft obliege ausschließlich dem Mann/der Frau (Zutreffendes bitte ankreuzen). Wenn sich diese Menschen dann noch in Geheimbünden und Bruderschaften mit dogmatisch-elitären Ansprüchen und hierarchischen Ordnungen zusammenfinden, ist das im besten Falle zum Brüllen komisch und im schlimmsten Fall besorgniserregend.

Wann und wie wurde dir klar, dass du Sadomasochistin bist?
Ich bin einer der vielen Menschen, die ihre SM-Neigung bereits in der oft zitierten Kindheit deutlich spürten. Bei mir

äußerte sich das in einer fast fanatischen Liebe zu Machtspielen. Dabei war ich meistens an entsprechenden Situationen nicht beteiligt, sondern genoss das Zuschauen.

Mich faszinierten Kämpfe und das damit schließlich verbundene *Okay, ... du hast gewonnen – bitte hör auf* genauso wie Geschichten von Wilhelm Busch, in denen es um das Bestrafen von ungezogenen Kindern ging, und allgemein Situationen, in denen ein Machtdefizit für mich sichtbar wurde *(nein, bitte, Mami, nicht nach Hause, ich bin jetzt auch ganz lieb)*. Wann genau mir das alles zum ersten Mal bewusst wurde, kann ich heute nicht mehr rekonstruieren. Meine erste Erinnerung in dieser Hinsicht ist eine Szene, wie ich in der ersten Klasse in meinem Deutsch-Arbeitsheft eine ganze Seite voll mit Bildern aus der Schule früher mit Eselsmütze, Rohrstock und Ohrenziehen entdeckte, die mich in helle Aufregung und Erregtheit versetzte. Da muss ich ungefähr sieben gewesen sein. Benennen konnte ich meine Gefühle dann erstmals mit 13.

Erinnerst du dich an deine erste sadomasochistische Fantasie?
Mein bester Freund in der Grundschule erzählte mir einmal, dass es bei ihm zu Hause noch den Po voll gäbe, wenn er Mist gebaut hatte. Ich stellte mir immer vor, dabei zuzuschauen und ihn zu sehen, wie er mit nacktem Arsch über den Knien seiner Mutter liegt und sich windet und heult. Heute kommt mir das ziemlich übel vor, aber damals musste ich nehmen, was ich kriegen konnte an Inspiration.

Kannst du dir heute noch ein Leben, eine Beziehung oder Sex ohne SM vorstellen?
Ich habe einmal einen sehr treffenden Vergleich gehört: »SM ist wie Musik ... klar kann man ohne Musik leben, aber es wäre doch beschissen!« Ich kann ohne SM überleben, aber vollends leben möchte ich ohne jeden SM nicht.

Da SM schon sehr lange ein Teil meines Lebens ist, kann ich nicht sagen, ob ich ohne SM an Kreativitätsverlust leiden würde oder nicht. Ich halte mich für ziemlich kreativ, also kann SM meinen Schaffensdrang zumindest nicht negativ beeinträchtigt haben. Ich glaube aber, dass Macht mich sehr inspiriert und dass es schwer wäre, diese durch eine andere Inspiration zu ersetzen. Noch dazu halte ich sowohl Dominanz als auch Unterwerfung für naturgemäß hoch ästhetisch und spannend, so dass sich daraus viele Impulse ziehen lassen.

Wie beeinflusst SM dein Leben?
Seit ich SM lebe, bin ich um einiges sensibler geworden für menschliche Bedürfnisse, für zwischenmenschliche Beziehungen und für gesellschaftliche Prozesse. Außerdem habe ich meinen Freundeskreis ausgemistet und umgebe mich nur noch mit Menschen, die meinen Neigungen und meinem Wesen tolerant gegenüberstehen.

Ich habe endlich einen Partner gefunden, mit dem ich SM in meine Beziehung integrieren kann, und ich bin sehr glücklich darüber. Mit dem Teil meiner Familie, der von meinen Eigenarten weiß, bin ich nach meinem Outing noch enger verschweißt als vorher, den anderen gegenüber hat sich nichts verändert – ich hatte niemals ein schlechtes Gewissen wegen meiner Fantasien und deswegen kann ich auch mit meinen Schwestern unverkrampft umgehen. Mein Schulalltag wurde von meinen Leidenschaften überhaupt nicht tangiert (wenn man mal davon absieht, dass ich oft ziemlich verschlafen zur ersten Stunde kam, weil ich in der Nacht davor erst um drei mit dem Chatten aufgehört habe).

Wie lebst du derzeit deinen Sadomasochismus?
SM und Sex gehen für mich Hand in Hand, SM ohne Sex gibt es für mich nicht, weil ich SM als sexuelle Sonderform erle-

be – nicht als Alltagskonzept. Ich lebe es in meiner Beziehung als devoter und mit einigen Spielpartnern als dominanter Part oder in beiden Rollen.

Außerdem gehe ich gerne auf SM-Partys ... ich mag es, mich zu verkleiden, aufzufallen und Leute wiederzusehen, die ich sonst nicht treffe.

Siehst du einen Zusammenhang zwischen deinem SM und Kindheitserlebnissen?

Überhaupt nicht ... meine Kindheit war nicht nur völlig unbeschwert und gewaltfrei, sondern verlief auch ohne irgendwelche Machtkämpfe. Meine Eltern haben mich zwar nicht antiautoritär, aber doch sehr demokratisch und harmonisch erzogen.

Verbindest du bestimmte Ängste oder Sehnsüchte mit SM?

Ich verbinde mit SM die Sehnsucht nach Angst. Nichts macht mir mehr Spaß, als in den Augen meines hilflosen Opfers die Angst zu sehen oder selbst vor Angst zu bibbern, während mein Gegenüber mit einem diabolischen Grinsen näherkommt ...

Hast du Erfahrungen mit Abstürzen gemacht, und wenn ja, welche?

Meinen schlimmsten Absturz hatte ich mit meinem jetzigen Freund. Während einer SM-Session, in der ich devot war, traf ich mit der Hand aus Versehen seinen Hoden. Der Schmerz machte ihn natürlich wütend und er schlug mir mehrmals ins Gesicht.

Prinzipiell ist das bei mir kein Tabu, aber durchaus eine Sache, die mit Vorsicht zu genießen ist. Dazu kam noch, dass ich diese Handlung nicht mehr eindeutig dem Spiel zuordnen konnte und so fühlte ich mich plötzlich nicht mehr als gezüchtigte Sklavin, sondern als Frau, die von ihrem Freund geschlagen wird. Ich war fix und fertig und brach in Tränen aus. In seinen Armen und mit lieben, tröstenden Worten im Ohr beruhigte ich mich dann aber auch relativ schnell wieder.

Gehen deine SM-Fantasien und deine realen SM-Erlebnisse stark auseinander?
Bisweilen kann ich genau das ausleben, was ich mir auch vorstelle. Aber meistens sind die Fantasien dann schon relativ abgehoben: Kerker, Burgen, Kasernen, Kreuzritter, Soldaten, Leibeigene usw. Es beginnt ja schon mit Vergewaltigungsfantasien: Theoretisch ist alles, wovon man vorher schon weiß, keine Vergewaltigung mehr, und eine normale Vergewaltigung lässt sich a) nicht provozieren und b) nicht sexualisieren, weswegen einem das auch nichts nützen würde ... ein Teufelskreis!

Welche Beziehungsform brauchst du, um BDSM gut leben zu können?
Am liebsten ist mir immer eine offene Beziehung, in der man seine Fantasien ausleben kann, über alles redet und auch Spielen zu dritt oder Einzelgängen gegenüber locker eingestellt ist. Reine Spielbeziehungen gibt es bei mir nicht mehr, weil ich immer auch eine freundschaftliche Verbundenheit spüren will, wenn ich mit jemandem in dieser Weise intim werde.

Fühlst du dich diskriminiert oder benachteiligt wegen deiner Neigung?
Eigentlich nicht. In manchen Situationen oder Gruppen kann ich zwar nicht über mein Sexualleben reden, aber das gilt ja für Vanillas ganz genauso.

Manchmal, wenn SM in der Werbung benutzt wird (Burger King), oder wenn Comedians dieses Thema strapazieren, dann fühle ich mich falsch verstanden und würde gern einschreiten, aber im Endeffekt wird in der Öffentlichkeit ja fast jedes Thema auch mal falsch dargestellt. Über »normalen Sex« wird auch genug Mist verbreitet.

Grausamkeit, mein Königreich:

Annegret

Alter: 35 | Beruf: Einzelhandelsfachkraft |
Wohnort: Kleinstadt in Sachsen

Ich bin Königin. Ach, was sage ich, ich bin Kaiserin oder Herrscherin – auf jeden Fall die mächtigste aller Fürstinnen.

Mein Schloss kann seine Farbe ändern je nach meiner Stimmung. Ist es blutrot, klappern die Zähne in meinem Reich, dass man es bis ins Weltall hört.

Es müssen beständig Arbeiten an meinem Schloss verrichtet werden von meinen Untertanen aller Geschlechter. Besonders hart sind die Bauarbeiten für meine Untertanen, wenn meine Stimmung blau ist. Dann kleben ihre Hände am Mauerwerk fest, so kalt ist es. Sie müssten in solchen Situationen eigentlich Handschuhe tragen. Es darf aber niemand in meinem Reich Handschuhe tragen außer mir. Ist mein Schloss hingegen schwarz, krallen sich die Arbeiter daran, so gut es geht. Man läuft Gefahr, getötet zu werden, läuft man mir über den Weg, während mein Schloss schwarz ist.

Was das Wetter in meinem Reich angeht: Es ist fast immer schlecht. Außer an den wenigen Sommertagen, an denen mein Schloss golden glänzt, und zwar nicht nur wegen meiner eigenen Stimmung, sondern auch wegen der vielen vor Glück glänzenden Augenpaare darin.

Das mit dem schlechten Wetter, den Bäumen, die dunkel und skelettartig im Wind knacken, mit den Feldern, die harter Frost erstickt hat, das mit dem Meer, das andauernd über seine Ufer tritt, so dass weder Wohnen in Ufernähe noch Fischen möglich ist – das alles ist nicht so schlimm, wie es klingt, denn ich kümmere mich ja um das Wohlergehen meiner Untertanen. Um ihre Grundsicherung. Dass sie genug zu essen haben, dass sie nicht übermäßig frieren und gesund bleiben. Reich ist allerdings keiner außer mir. Im Gegenteil, arm sind alle, außer denen, die in meiner unmittelbaren Nähe an meinem Reichtum partizipieren können, doch sie zahlen den entsprechenden Preis dafür.

»Sechzehn dreiundzwanzig«, sage ich, schmeiße die Münzen, die mir aufs Band gelegt werden, in die Kasse, reiße den Bon ab und werfe die Worte »Schönen Feierabend« dem sich entfernenden Rücken nach. Derzeit wird im großen Festsaal geputzt. Mir ist heute nach Tanzen zumute. Ich kontrolliere die Arbeit. Es glänzen bereits die Fenster, es scheint ausnahmsweise die Sonne hindurch auf den Boden, der stellenweise das Leuchten zurückwirft, so dass es sich sternengleich im Fenster bricht. Größtenteils sieht der Boden allerdings noch stumpf aus, staubig sogar. Es robben um die dreißig Männer und Frauen darüber, nackt bis auf die roten Lederbänder um Hand- und Fußgelenke, um Oberarme und Oberschenkel, um Hüften und Hals, mit Hilfe derer sie sich bei Bedarf fixieren lassen. Die robbenden Menschen lecken mit ihren eifrigen Zungen den Boden sauber. Auf einen prallen weiblichen Arsch lasse ich meine Peitsche herabsausen, die ich stets bei mir trage. Der Arsch zuckt, das dazugehörige Weib schreit. Ich habe mich für ihren Arsch entschieden, weil er noch von der letzten Züchtigung verlockend geschwollene Striemen in Rot aufweist. Neben ihr kniet ein Kerl mit schönen blau-lila Flecken auf dem Po. Ich peitsche beide im Wechsel. Als die Frau, weil ich einen Hieb zwischen ihren Pobacken platziere, zusammenbricht, sage ich »Weiterlecken« und meine Stimme ist so laut und so schneidend, dass ein Fensterglas zerbricht und die Scherben sich in Rücken darunter bohren.

Die Frau leckt weiter, während ich sie gezielt zwischen die Pobacken und die Schamlippen schlage. Dann schreite ich zu denen, denen das Glas auf den Rücken geregnet ist. Ich trete vereinzelt auf Hände auf meinem Weg, höre gedämpftes Aufstöhnen und anschließendes »Danke, Herrin!«.

Einem Kerl reiße ich ein paar Glasscherben aus der Haut, die ich aufs Fensterbrett lege, er küsst mir dankbar sein Blut von den Handschuhfingern, einen anderen fordere ich auf, ihm die Wunden zu lecken. Ich schäle mich aus meinem Kittel, hänge ihn in den Spind, steige in die Stiefel, ziehe meine Jacke an. Ich stinke nach meinem Schweiß und nach dem Saft aus einem Wurstglas, das vorhin zerbrochen ist, außerdem nach chemischem Reinigungsmittel. Der Ball am Abend ist großartig. Das Gesinde wuselt zuhauf nackt und brandwundig durch die Küche, die Kellner und Kellnerinnen marschieren in langen Ketten durch den Saal, riesige silberne und goldene Tabletts hoch über ihren Köpfen balancierend, und es wimmelt von fürstlichen Damen und Herren in Festgarderobe.

Und alle, alle, alle, das Gesinde, die Kellner, die Gäste, alle tragen Kleider, die ihre primären und sekundären Geschlechtsmerkmale nicht bedecken. Ich bin als Einzige vollständig angezogen. Ich greife nach Schwänzen und in Mösen, wie es mir beliebt. Ich tanze mit einem geschminkten Mann, dem ich meine langen Fingernägel in die Brustwarzen bohre, bis dunkelrotes Blut über meine weißen Finger quillt und sein Blick in meinem Blick trübe wird. Die Kinder sitzen zu Hause vorm Fernseher, vor sich auf Brettchen die Ränder von Tiefkühlpizzen und eine fast leere Flasche Cola. Ich schalte den Fernseher aus, sage ihnen, sie sollen sich an ihre Hausaufgaben setzen, werfe die Pizzareste weg, schreie, weil der Backofen noch an ist, stelle ihn aus, quetsche die Pizzaverpackungen in den Abfalleimer, schicke den Jungen den Müll wegbringen, schenke mir selbst eine Cola ein und setze mich mit meinen Zigaretten vor den Fernseher.

Im Folterkeller bekommen zehn Männer Stacheldraht um ihre Schwänze gelegt, weil sie ohne meine Erlaubnis und ohne meinen ausdrücklichen Wunsch in meiner Gegenwart steif geworden waren.

Draußen im Schnee sind drei nackte Frauen zwischen Balken gebunden und werden von großen Kerlen ausgepeitscht. Ihr Blut fliegt bahnenweise in den weißen Schnee. Ich schreite vor den Frauen auf und ab. Sie unterdrücken ihre Schreie und hören auf, sich zu winden. Ich greife einer ins Gesicht, sehr sanft, ich streichle ihre Wange. Meine Stimme, die ohne Anstrengung immer so laut aus mir herausfließt, dass man sie im ganzen Königreich zitternd vernimmt, meine Stimme weist ihren Peiniger an, härter zuzuschlagen. »Und später«, sage ich, »hängt sie andersherum auf und peitscht die Innenseiten ihrer Schenkel.« Ich sehe der jungen Frau direkt ins Gesicht, während sie gepeitscht wird, und spüre, wie Leben in mich kommt durch den Schmerz in ihren Augen. Mein Vater hat mich regelmäßig geschlagen, ebenso der Vater meiner Kinder. Dass ich mächtig bin, träume ich schon immer. Ich rase in meiner Kutsche über mein Land. Ich unterwerfe Landstriche im Flug. Wo ich vorüberkomme, sinken die Menschen auf die Knie und alle sind nackt und tragen meine Initialen rotbrandig auf ihren Ärschen.

Ich weiß, dass es Sadomasochisten, dass es zig Internetforen, Chats, Communitys, dass es reale Treffen, Clubs, Bars gibt. Aber das ist ja nicht das, was ich will. Ich habe mir das angeschaut, das will ich nicht. Ich weiß nicht, was ich mit einem einzigen Sklaven anfangen soll oder mit zweien oder dreien. Ich will Massen davon. Ich habe auch überhaupt kein Interesse an ein paar Klapsen oder so. Ich will richtiges Leid sehen. Ich möchte mich vor allen Dingen nicht bemühen.

Nach allem, was ich im Internet erfahren konnte, ist es für dominante Frauen sehr anstrengend, ihre Untertanen zu beherrschen. Sie müssen selbst all die Schmerzen zufügen und die Demütigungen, manchmal müssen sie sich ihren Machtanspruch sogar erkämpfen. Ich will meinen Sklaven auf gar keinen Fall so viel Aufmerksamkeit zukommen lassen und vor allen Dingen will ich nicht, dass ein Menschenkind mir so nah kommt. Ich glaube nicht, dass ich in der SM-Szene das finden würde, was mir gefällt. Ich habe die Befürchtung, ich könnte mir dort meine Träume zerstören.

Professionelle Dominanz:

NYB (Nice Yellow Bananas)

Alter: 44 | Beruf: Grafikerin | Wohnort: Berlin, Kleinstadt in den USA

Ihre Kindheit verbrachte NYB in Gedanken in Gefangenschaft, hilflos den Peitschen ihrer grausamen Wärter ausgesetzt. Mit zwölf wurden ihre submissiv-masochistischen Fantasien dezidiert sexuell. Es ging um Gangbangs und Vergewaltigungen. Sie schrieb auf, was sie träumte, und las es später, was sie sehr erregte. Sie hatte keinen anderen Stoff als ihre eigenen Träume.

Das ist etwas, was das SMer-Sein in den Siebzigern vom sadomasochistischen Leben im 21. Jahrhundert unterscheidet, sagt NYB. Man musste alle Vorstellungen aus sich selbst heraus entwickeln damals, während einem heute die gesamte Bandbreite der sexuellen Möglichkeiten im virtuellen, immer mehr auch im realen Raum auf dem Silbertablett serviert wird.

NYB ist eine Liebhaberin der Kargheit. Die jungen Leute haben doch heute kaum eine Chance, ihrer ureigenen Bilder gewahr zu werden, wenn schon beim ersten zarten Wunsch so viel von außen auf sie einstürmt, glaubt sie. NYB will die Zeit, in der sie sich selbst ihre Orgasmusvorlagen schrieb, nicht missen.

Einsam war NYB allerdings mit ihrem Begehren damals. Weil es keinen zu geben schien weit und breit, der es teilte. Sie forderte die Jungs, mit denen sie etwas anfing, zwar stets auf, sie doch etwas härter anzufassen, aber das gelang ihnen nicht.

Mit zwanzig erlebte NYB ihre erste reale SM-Session. Ihr Partner dabei war 23, Punk wie sie und seit sechs Jahren ihr Brieffreund. Über ein Musikmagazin hatten sie sich kennengelernt, er verloren in seiner schwäbischen Kleinstadt, sie fremd in der westfälischen Provinz. Beim Schreiben verliebten sie sich ineinander, trafen sie sich aber tatsächlich, verflüchtigte sich die Anziehungskraft zwischen ihnen sofort. Schrieben sie sich später, kam sie wieder und so immer fort.

Bis NYB eines Abends, nachdem das Prickeln zwischen ihnen wieder einmal dem physischen Beieinandersein nicht standhalten konnte, Tacheles redete. Sie saßen auf ihrem Bett, er starrte frustriert in die eine, sie in die andere Richtung und sie sagte: »Weißt du, im Grunde genommen will ich eh was ganz anderes, im Grunde genommen will ich viel härtere Sachen machen!«

Sein Gesicht drehte sich in Zeitlupe dem ihren entgegen, strahlend, leuchtend, funkelnd. Er ja auch, sagte er, er ja auch. Es sprudelten Worte der Leidenschaft für das Fesseln aus ihm heraus.

Jetzt konnten sie sich nicht mehr halten. Schon am darauf folgenden Wochenende besuchte er NYB wieder, seine Seile im Schlepptau. Sie zogen die Vorhänge in ihrem Zimmer im Elternhaus zu und er fesselte sie mit unglaublicher Professionalität – sie war baff. Er habe all diese japanischen Bondage-Comics verschlungen, erklärte er, außerdem an sich selbst geübt.

Das Problem war bloß: NYB fand Bondage ziemlich langweilig.

Ihr Brieffreund, der sich bei diesem Treffen vor Erregung quasi überschlug, fand wiederum zwar das Fesseln an sich, aber nicht NYB aufregend.

Und so endete der Beginn ihrer beider sadomasochistischer Umtriebe nach einem Treffen. Zum Abschied schickte er ihr eine große schwere Kiste mit all seinen Bondage-Utensilien, den Seilen, den Karabinerhaken und so weiter. Was denn in dieser seltsamen Kiste sei, fragte NYBs Vater.

»Nichts«, antwortete sie.

»Ganz schön viel Nichts«, gab der Vater zurück.

Mit 21 zog NYB nach Berlin und begann, BWL, später Soziologie zu studieren. Über eine Kontaktanzeige lernte sie einen weiteren SMer kennen. Heute bieten sich (Spiel) Partnersuchenden Stammtische, Partys, Clubs und das unerschöpfliche Internet an, damals gab es bloß wenige Zeitschriften, die Kontaktanzeigen mit sadomasochistischem Inhalt veröffentlichten. Man musste seine Annonce persönlich und unter Angabe seines realen Namens sowie seiner Adresse bei der Anzeigenannahmestelle der Zeitschrift vorbeibringen. Das kostete Überwindung.

Der Mann, den NYB nun über eine Kontaktanzeige kennenlernte, entpuppte sich zu ihrer Enttäuschung schon wieder als Bondage-Fan. Da sie diese Leidenschaft nicht teilte, unterstellte er ihr, gar keine wirkliche SMerin zu sein. Aber sie wusste, sie war es doch. Sie hatte ihr eigenes gewalttätiges Kopfkino, sie hatte mit 17 *Die flambierte Frau* gesehen und die Domina in dem Film beneidet. Sie war verliebt, aber sexuell immer noch nicht erfüllt.

Sie würde gerne Kleider tragen, die so geschaffen seien, dass er jederzeit Zugriff auf sämtliche interessanten Regionen ihres Körpers hätte, sich also ohne Umschweife bedienen könnte, erklärte sie ihrem Freund. Das fand dieser nun gar nicht gut, er wollte sie schließlich nicht zum Objekt degradieren. Sie wäre aber gern sein Objekt gewesen, manchmal.

In der Potsdamer Straße gab es eine Kneipe namens *Potsdamer Abkommen*, die Ende der Achtziger die SM-Party *Domina Bar* organisierte. Beim ersten Mal kamen gerade einmal 15 Leute, beim zweiten Mal standen die Menschen schon bis auf die Straße. NYB war dabei.

Zeitgleich meldete sich der alte Brieffreund aus Schwaben wieder. Den hatte es inzwischen nach London verschlagen, wo er bereits tief in die SM-Szene eingetaucht war. NYB besuchte ihn. Die SM-Partys hier waren illegal oder zumindest wurde das behauptet. Sie fanden an geheimen Orten statt und waren ausschließlich Mitgliedern ominöser Clubs zugänglich. NYB bekam irgendwoher einen Mitgliedsausweis. Die Party war relativ nichtssagend, es war eher das Drumherum, das verruchte Flair des Verbotenen, was dem Ganzen seinen Reiz verlieh. NYB lernte John kennen. Leider war auch er einer dieser Bondage-Fans, außerdem submissiv wie sie. NYB toppte ihn manchmal, aber als wirklich lustvoll empfand sie das nicht. Trotzdem gingen sie gemeinsam nach Deutschland und lebten anderthalb Jahre zusammen.

Mit 24 bewarb sich NYB bei einer Domina in Charlottenburg. Sie war ein Jahr zuvor schon einmal bei einer anderen vorstellig geworden, die sie aber als zu jung abgelehnt hatte. NYB studierte regelmäßig die einschlägigen Stellenangebote in der *BZ*. Obwohl sie sich selbst als submissiv definierte, reizte sie ein Leben als Domina. Weniger aus sexuellen Gründen, eher des Abenteuers wegen.

Sie fing in einer entsprechend eingerichteten Altbauwohnung in Charlottenburg an. Das Studium war vergessen, ihr Leben spielte sich quasi ausschließlich im Studio ab. Ihre Chefin brachte ihr das Handwerkszeug bei. Fesseln, Nadeln, Schlagen und so weiter. Wichtig sei, dass keine peinlichen Pausen entstünden und man die Situation im Griff behielte. Damals, Ende der achtziger Jahre, herrschten paradiesische Zustände im Vergleich zur heutigen Situation. Es stapelten sich die Stammkunden, NYB nahm nur, wen sie wollte. Für 150 Mark bekam der Kunde ein Basic-Angebot. Eine Domina in der von ihm gewünschten Kleidung, die ihm befahl, ihr in einen bestimmten Raum zu folgen, die ihn schlug, seinen

Schwanz abband, ein bisschen daran herumspielte. Das dauerte circa 30 bis 45 Minuten. Für alles darüber Hinausgehende wurden 500 bis 1000 Mark extra verlangt. NYB absolvierte hauptsächlich das Basic-Programm.

Manchmal kamen auch Kunden, die selbst schlagen wollten. Wenn sie möge, könnte sie auch so einen nehmen, sagte ihre Chefin. Angst brauchte sie keine zu haben, die Männer waren alle von ihrer Arbeitgeberin vorgetestet.

So wurde NYB im Dominastudio das erste Mal ausführlich geschlagen. Und es warf sie um. Sie war baff, der Mann war es ebenfalls, denn so viel Begeisterung hätte er bei einer Professionellen nicht erwartet.

Das Dominieren war im Gegensatz dazu nach wie vor keine erotische Angelegenheit für NYB, sondern eher ein aufregendes, interessantes Abenteuer.

Nach einem halben Jahr hatte sie davon allerdings genug.

Ihre Chefin war für eine Woche im Urlaub, was bedeutete, dass NYB den Laden allein schmeißen musste. Einmal hatte sie sieben Kunden gleichzeitig, die sie alle in irgendwelche Räume sperrte und abwechselnd betreute, was auch irgendwie klappte, doch es schlauchte sie ganz schön. Sie merkte, wie sie die Kraft verlor, die sie brauchte, um die Kunden auf Distanz zu halten. Eines Tages rief einer an, bei dem sie ein ungutes Gefühl hatte, aber es gelang ihr nicht, ihn sich vom Leibe zu halten. Er käme jetzt vorbei, sagte er und legte auf. Daraufhin packte NYB ihre Sachen und war weg.

Sie betrat das Studio nie wieder, sprach auch nicht mehr mit ihrer Chefin. Zum Kündigen schickte sie ihren Noch-Freund John vor.

1991 eröffnete in Berlin-Mitte der *Bunker*, ein Techno-Schuppen. Die SM-Partys, die hier regelmäßig veranstaltet wurden, übertrafen das, was die *Domina Bar* zu bieten hatte, bei Weitem. Hunderte von Menschen kamen in den aberwitzigsten Klamotten, um zu spielen und zu vögeln. NYB traf diverse einschlägig annoncierende Männer, aber mit keinem erfüllte sich das, wonach sie sich unbestimmt sehnte.

Frustriert beschloss NYB, dass SM wohl doch nicht ihre Sache sei, dass sie damit ab jetzt nichts mehr zu tun haben wolle. Sie verabschiedete sich 1993 vollkommen aus der Szene. Gute zehn Jahre später bekam sie in einer Buchhandlung ein Werk in die Finger, in dem es um SM ging. Es berührte sie nicht, was sie als weiteren Beleg für ihr Nicht-sadomasochistisch-Sein wertete. Allerdings hatte sie in all den Jahren sadomasochistische Fantasien, wenn sie Sex hatte – ohne kam sie nicht.

Kurz nachdem sie in der Buchhandlung auf dieses Buch stieß, registrierte sie sich im Internet in einem sadomasochistischen Forum. Und ihre Lust an SM stieg in Sekundenschnelle von Null auf Zweihundertachtzig. Sie hatte nichts anderes mehr im Kopf, sie war besessen von SM. Ihrem Partner, mit dem sie seit fünf Jahren zusammen war, erzählte sie jetzt von ihrer Neigung. Er fühlte sich vernachlässigt. Er konnte sich nicht vorstellen, selbst SM zu praktizieren. NYB vermutet eine gewisse Neigung in diese Richtung bei ihm, die er sich allerdings nicht eingestehen kann. Und sie will ihn nicht bedrängen.

Als sie SM wieder neu für sich entdeckte und alles so viel einfacher war als zehn Jahre zuvor – dank des Internets –, traf NYB in zwei Monaten zehn dominante Männer. Doch keiner sagte ihr zu. Einer schlug dann allerdings vor, den Spieß doch einfach einmal umzudrehen – woraufhin der Knoten platzte. NYB sah plötzlich glasklar, dass sie schon immer dominant gewesen war und nicht submissiv. Weswegen ihre diesbezüglichen Versuche auch nie von Erfolg gekrönt gewesen waren. Sie hatte sich ihre sexuelle Dominanz bloß nie eingestanden. Sie hatte sie sich nicht zugetraut, sie war zu unsicher gewesen, hatte zu wenig Selbstbewusstsein gehabt, war von ihrer eigenen Macht überfordert gewesen. So sehr, dass sie nicht einmal in den Monaten, in denen sie als Domina arbeitete, gemerkt hatte, dass es genau das war, was das Potential hatte, sie sexuell zu kicken.

Das ist jetzt anders. NYB ist glücklich über ihre neue Entdeckung. Was sie kickt, ist dieser Machtrausch, den sie jetzt erleben darf. Und dass sie einen anderen Menschen, wenn es gut läuft, so ungemein tief trifft. Wodurch wiederum sie selbst im Innersten berührt wird. Das schaukelt sich auf, wechselseitig.

Ihre Alltagsdominanz, dass sie alles bestimmen und stets das letzte Wort haben möchte, steigerte sich den Aussagen ihres Umfeldes zufolge. NYB dachte darüber nach, ihre Vanilla-Beziehung zu beenden und stattdessen eine durch und durch sadomasochistische Beziehung zu führen. Ihr Bedürfnis nach Gleichberechtigung ist nicht allzu groß.

Sie versuchte sich zweimal an einer auf TPE basierenden Beziehung (Total Power Exchange). Das bedeutete, sie hatte absolut immer, auch außerhalb des Bettes, das Sagen und die komplette Verfügungsgewalt über den Mann.

Beide Versuche scheiterten. Beide Männer waren wild darauf, sich vollkommen auszuliefern, wollten aber nicht so gerne andauernd Bahn fahren müssen dafür – sie wohnten in anderen Städten. Und hatten außerdem sehr genaue Vorstellungen davon, wie sie beherrscht zu werden wünschten. Der erste war selbstständig und damit überfordert. Er hätte gern gehabt, dass NYB sich um sein Geschäft kümmerte, allerdings so, dass sie es ruinierte.

Er hatte diese Fantasie, von seiner Herrin zugrunde gerichtet zu werden. Das entspricht allerdings nicht NYBs Vorstellungen. Sie möchte konstruktiveren SM leben und wenn sie sich damit schon in anderer Leute Leben einmischt, dann möchte sie das auf eine »pädagogisch wertvolle« Weise tun. Wer sich ihrer Führung anvertraut, soll dadurch wachsen und nicht verkümmern.

NYB glaubt mittlerweile, dass Menschen, die TPE-Beziehungen leben, psychische Probleme haben, die sie auf diese Weise zu kompensieren versuchen – was ihrer Meinung nach nicht funktionieren kann.

Sie glaubt, Sadomasochisten sind ganz generell psychisch leicht angeschlagen. Zum einen hat sie den Eindruck, Bottoms können ihre eigene Macht nicht annehmen, während Tops sich ihrer Schwäche nicht stellen.

Zum anderen denkt sie, dass immer irgendwelche Kindheitserlebnisse verantwortlich sind, wenn jemand Sadomasochist wird. Nicht jeder, der in seiner Kindheit Ohnmachtserfahrungen gemacht hat, wird deshalb Sadomasochist, sagt sie, aber jeder Sadomasochist hat in seiner Kindheit Ohnmachtserfahrungen gemacht.

Dass SM auf unschöne Kindheitserlebnisse zurückzuführen ist, spricht allerdings für NYB nicht dagegen, das Ganze trotzdem in vollen Zügen zu genießen. Denn solange eine Sache einem nicht schadet, sondern im Gegenteil glücksspendend ist, sieht NYB keinen (Be-)Handlungsbedarf. Bloß sollte man sich dabei entwickeln, findet sie, und entspannt bleiben. Als sie immer wieder krampfhaft versuchte, diese TPE-Konstrukte aufrechtzuerhalten, jeden Tag aufs Neue ihr Gegenüber niederzuringen, das sich selbst gegen seine ersehnte Submissivität sträubte, fühlte sie sich wie eine kaputte Schallplatte, bei der die Nadel sich beständig in derselben Rille dreht. Das musste sie überwinden.

Inzwischen spielt SM nicht mehr so eine große Rolle in NYBs Leben. Es ist damit wie mit vielen Dingen in ihrem Leben. Sie kann sich sehr schnell in Dinge hineinsteigern, doch nah einer Weile ebbt ihr Interesse auch wieder ab.

NYB ist immer noch mit ihrem SM-fernen Partner zusammen, ziemlich glücklich sogar. Er lebt in den USA. Er weiß, dass sie Kontakte zur sadomasochistischen Szene hat. Sie selbst ist die Hälfte der Zeit bei ihrem Partner in den USA und die andere Hälfte in Berlin, wo sie freiberuflich als Grafikerin für das Fernsehen arbeitet. Wenn sie in Deutschland ist, trifft sie sich seit ungefähr einem Jahr alle paar Wochen oder Monate mit einem Mann zum Spielen. Das ist nicht viel, aber genug für sie. Momentan. Sie schließt nicht aus, irgendwann einmal mehr zu wollen. Oder wieder submissive Gelüste zu verspüren. Das Einzige, was sie inzwischen für unmöglich hält, ist, dass ihre sadomasochistische Neigung gänzlich verschwindet.

Politisch korrekt vögeln:

Coco

Alter: 35 | Beruf: Soziologin | Wohnort: Berlin | Beziehungsstand: eine Partnerin, ein Spielpartner | Sternzeichen: Wassermann | Lieblingsgetränk: Bier | Lieblingsessen: zurzeit griechischer Bauernsalat | Lieblingsspielzeug: Hände

Seit wann siehst du dich als SMerin?
Ich hätte das früher nie so genannt, aber mein sexueller Appetit war schon immer fordernd. Ich wollte mir das nehmen können, wonach es mich gelüstet. Diese Macht wollte ich haben, und das eigentlich schon immer. Auch als Kind, da wollte ich andere Kinder auf den Po hauen und ich wollte auch bestimmen, was gespielt wird und wem welcher Part dabei zukommt.

Seit wann benutzt du den Begriff »Sadomasochismus« zur Benennung deiner Sexualität?
Dass es SM gibt, habe ich schon früh gewusst. Und ich hatte so ein unangenehmes Gefühl, dass das etwas mit mir zu tun haben könnte, aber ich habe es erst mal erfolgreich weggeschoben.

Meine erste Liebesbeziehung hatte ich mit einer Mitschülerin. Ihr gegenüber habe ich mich für dieses Grobe, was mich manchmal überkam, geschämt. Sie war selbst ganz sanft und sie hat das auch von mir erwartet. Meine dominanten Fantasien habe ich dann auf Männer projiziert – ich war auch bei

Terre des Femmes aktives Mitglied, was ich immer noch bin. Männern gegenüber brutal zu sein kam mir selbstbewusst vor. Die Täter zu Opfern machen und so. Frauen gegenüber war Gewalt aber einfach schlecht.

Mit Anfang zwanzig kam ich mit einem Kommilitonen zusammen, dem meine Brutalität sehr gefallen hat. Er mochte es, sich mit mir zu balgen und zu verlieren. Oder wenn ich ihn ganz doll kitzelte oder in seine Brustwarzen kniff. Er war ein richtiger Kavalier – Türen aufhalten, Feuer geben, mir Wünsche von den Augen ablesen ... an meinem Geburtstag hat er mir auf Knien einen Blumenstrauß überreicht, das war schon ziemlich sexy. Er fing dann irgendwann damit an, dass das SM sei, was wir da machten. Ich wollte damals von so was nichts wissen, weil ich bei *Terre des Femmes* war und mich um illegale Einwanderinnen gekümmert habe und so – ich sagte dann, das würde nicht stimmen, SM habe doch was mit Schlägen zu tun. Dann schlag mich doch, hat er geantwortet. Ich habe mir Bedenkzeit erbeten, ein paar Wochen gar keinen Sex mit ihm gehabt und dann aber Bücher gelesen, die er mir gegeben hat. Und die fand ich gut, auch welche aus der queeren Ecke – na ja, dann haben wir damit angefangen und es hat sich verdammt geil angefühlt. Aber mein schlechtes Gewissen war immer noch da. Das wurde erst besser, als wir uns aus anderen Gründen getrennt haben und ich nach Berlin zog. Ich wollte erstens einfach weg, auch wegen ihm, und zweitens hatte ich sowieso gerade das Studium beendet. Und dann erschien mir Berlin schon auch deswegen verlockend, weil sowohl in Sachen Queerness als auch für Sadomasochisten hier einfach besonders viel geboten wird.

Und warum hast du heute kein schlechtes Gewissen mehr?
Weil ich in Berlin wirklich viel in die Szene gegangen bin, es gibt hier ja alles Mögliche, und ich habe gemerkt, durch die

vielen Gespräche und auch durch Beobachten, dass das wirklich überhaupt nichts mit Politik zu tun hat, dominant zu sein, auch Frauen gegenüber. Oder dass es vielmehr schon politisch ist, aber dass man zusammengehört, Tops und Bottoms, dass wir alle eben Sadomasochisten sind und dass das schon etwas sehr Politisches ist, aber auf positive, also auf linke Weise.

Was meinst du mit »politisch«?
Wir leben und entdecken selbstbestimmt unsere Sexualität, gerade auch als Frauen, egal ob wir oben oder unten spielen – wir nehmen uns, was wir brauchen, ohne uns dafür zu schämen. Wir versuchen, unsere eigenen Bedürfnisse ausfindig zu machen und dann auch zu kommunizieren, nicht als Forderung, sondern einfach als Information, und dann sehen wir, wie wir zusammenkommen.

Genauso versuchen wir, aufmerksam auf einen anderen zu hören und auch auf uns selbst, und dem anderen möglichst viel von dem zu geben, was er haben möchte, ohne uns selbst dabei zu gefährden. Wir achten sehr genau darauf, die Bedürfnisse des anderen und auch seine Ängste, seine Verletzlichkeiten ernst zu nehmen, uns gegenseitig mit Respekt und Achtung zu behandeln, den anderen als Menschen zu sehen und nicht zum Wunscherfüller zu degradieren. Wir reden sehr viel miteinander, reflektieren, versuchen, zu sagen, was das Verhalten des anderen, die Situation mit uns macht, ohne dabei Schuldzuweisungen zu formulieren. Ich glaube, so wie wir miteinander umgehen, sollte man generell im gesellschaftlichen Raum miteinander umgehen, wenn man will, dass sich etwas ändert.

Ist es denn wirklich so, dass alle SMer so viel miteinander sprechen und so rücksichtsvoll miteinander umgehen? Gibt es nicht auch sexuelle, emotionale oder auch wirtschaftliche Ausbeutung unter SMern?

Doch, natürlich, viele machen das ganz anders. Aber nur, weil manche SMer die Möglichkeiten dessen, was sie tun, nicht sehen, verliert die Sache ihr Potential ja nicht.

Du sagtest vorhin, dass du dich jetzt auch traust, ohne schlechtes Gewissen Frauen zu dominieren – was hat SM für dich mit queer sein zu tun?
Es gibt natürlich eine große heterosexuelle Szene, wo Queerness kaum stattfindet. Aber in meinen Augen hat das schon ganz viel miteinander zu tun, und gerade in Berlin gibt es ja auch schon eine lesbisch-SMige oder schwul-SMige Szene.

Es fängt schon mal damit an, dass wir als SMer ja sowieso einen Lebensstil haben, der in die klassischen Schubladen erst mal nicht unbedingt reinpasst. Deswegen ist hier theoretisch ein guter Raum für Dinge, die sich nicht so klar definieren lassen. Ich bin zum Beispiel bisexuell und damit hatten zumindest früher eigentlich alle ein Problem. Den einen war man nicht hetero, den anderen nicht lesbisch genug. In der SM-Szene fühle ich mich mit meinem Bi-Sein wohl. Wobei es auch hier Lesben gibt, die nichts mit Bi-Frauen haben wollen, und Heteros, die einen nicht ernst nehmen.

Du glaubst also, uneindeutige sexuelle Identitäten sind im sadomasochistischen Raum gut aufgehoben?
Ja, damit wird ja auch oft gespielt im SM-Bereich. Der Transvestizismus ist ja eine beliebte Spielart. Wobei wir klassische Geschlechterrollen ironisch überspitzen und daraus Lust ziehen.

Was ist das Lustvolle daran?
Ich kann es ehrlich gesagt nicht sagen. Es ist wie mit Schlägen oder Küssen oder allem anderen. Man weiß nicht, warum es einen kickt. Man spürt bloß, dass es so ist.

Hat SM sexistische Aspekte?
In manchen Fällen sicher. Aber ich finde es ganz wichtig, im feministischen Diskurs und auch Handeln, von dieser PorNo-Geschichte, die es früher gab, wegzukommen. Porno und Sex und auch Sex mit Männern ist natürlich überhaupt nicht per se schlecht und frauenverachtend. Es geht nicht darum, uns der Pornographie zu entziehen, es geht vielmehr darum, sie für uns selbst zu erobern. Früher waren hier bei uns Frauen bloß Spielzeuge der männlichen Erotik, wie das heute immer noch in ganz vielen Ländern der Fall ist.

Dann haben die Frauen sich gewehrt, indem sie gesagt haben, sie wollen nicht sexualisiert werden. Und erst recht nicht, wenn diese Sexualisierung irgendetwas Gewalttätiges hat. Gewalttätig ist nur die männliche Sexualität, die weibliche ist zärtlich. Das ist natürlich Quatsch. Heute sind wir endlich an dem Punkt, wo wir einfach selbstbestimmt zu unserer Sexualität stehen können, ohne uns dabei irgendwie um die Männer zu kümmern, sei es, um ihnen zu gefallen oder um uns von ihnen zu emanzipieren. Heute machen wir, was uns Spaß bringt, und stehen dazu. Und klar, wir finden nackte Frauenkörper auch geil und wir finden es eben manchmal auch geil, erotisch brutal zu sein, auch einer Frau gegenüber. Das ist vollkommen in Ordnung, wenn sie es sich so wünscht und ich es mir so wünsche. Das haben wir der queeren und auch der sadomasochistischen Kultur zu verdanken, dass das heute geht.

Wie lebst du derzeit SM?
Ich habe eine Freundin, und wir switchen. Ursprünglich habe ich sie getoppt – sie war die erste Frau, mit der ich das so intensiv hatte. Nach einer gewissen Zeit wollte sie mal tauschen, zum Probieren. Das hat ihr dann so gut gefallen, dass sie das öfter wollte.

Ich finde das auch sehr gut, aber wenn ich wählen kann, ist mir das andere lieber. Weil ich auch keine gute Bottom bin, wie ich finde. Ich bin ganz feige, ich mag nicht geschlagen werden, ich habe viele Tabus – man kann nicht viel mit mir machen. Aber mein Respekt vor Bottoms ist gewaltig gewachsen, seit wir switchen. Und ihrer vor Tops auch, weil sie sieht, wie anstrengend und fordernd das ist.

Seit einigen Wochen gibt es einen Mann, den wir ein paar Mal gemeinsam getoppt haben, sie und ich. Das ist wirklich gut, ich hoffe, wir drei können uns das erhalten und viel miteinander entdecken.

Gehst du offen mit deiner Neigung um?
Ja, das ist für mich Teil des politischen Konzepts, das ich damit verbinde. Ich finde es wichtig, Toleranz und Respekt für unterschiedliche Lebensentwürfe aufzubringen, solange sie niemandem schaden. Dass alle immer das Gleiche gut finden sollen, das setzt uns gewaltig unter Druck.

Ich finde auch wichtig, dass Sexualität generell aufgewertet wird, dass wir nicht immer weiter so tun, als sei das bloß eine unwichtige Sache, die Paare manchmal vorm Einschlafen machen. Denn das stimmt nicht. Und es macht uns krank, wenn wir uns das einreden. Ich finde es wichtig, eine Sprache, einen Diskurs über Sex zu entwickeln. Man bemächtigt sich der Dinge, indem man lernt, über sie zu sprechen, sie sprachlich zu reflektieren, zu analysieren, auch mitzuteilen oder eben überhaupt zu benennen. Eine Gesellschaft kann nicht gesund sein, wenn sie ihrem Begehren hilf- und sprachlos gegenübersteht.

Und wie reagiert dein Umfeld?
Es gab ein, zwei Frauen im politischen Umfeld, die ungut reagiert haben, die das falsch finden – als ob Begehren richtig oder falsch sein könnte. Die beiden meide ich jetzt eben.

Meine Eltern haben nichts weiter dazu gesagt, wir reden nicht viel über so intime Sachen. Mein Bruder findet das alles total schräg, er lebt ganz anders, mit Kindern und Frau und Haus und so. Aber wir haben darüber gesprochen und wir akzeptieren uns gegenseitig. Ja, und meine Freunde haben durchweg positiv reagiert.

Hat sich etwas in deinem Alltag oder deinem Berufsleben verändert?
Ich trenne das ja nicht so stark, für mich ist das alles eins. Ich verbringe jetzt natürlich viel Zeit in sadomasochistischen Kontexten, die dann woanders fehlt. Ich war in Leipzig mehr in die linke Szene eingebunden als hier in Berlin.

Ich promoviere über religiöse Inszenierungen von Weiblichkeit im weitesten Sinne – und da fließt mein Denken über Sadomasochismus natürlich mit ein, wie auch in meine Arbeit mit illegalen Einwanderinnen, weil das Thema »selbstbestimmte Sexualität« oder eben deren Fehlen da ja wichtig ist. Ich versuche auch, Frauen mit krassen Missbrauchserfahrungen zu vermitteln, dass Sex auch für Frauen etwas Positives sein kann, damit sie das nicht völlig aufgeben.

Ja, und ich habe schon den Eindruck, dass ich offener bin, also Sachen eher mal aus verschiedenen Blickwinkeln sehe, kapiere, dass die Dinge meist nicht eindeutig sind oder einfarbig, und dass ich näher an mir selbst dran bin.

Also hast du dich positiv entwickelt, seit du offen SM lebst?
Ja, schon. Offenheit ist ja immer gut. Das ist natürlich auch sehr anstrengend und zeitaufwändig, ich glaube nicht, dass Vanillas so viele Diskussionen über Sex mit ihren Sexpartnern haben und dann doch immer wieder auch Streit und ganz schlimme Gefühle. Oder dass sie so viel Zeit mit dem Einkaufen von Klamotten und Sextoys verbringen.

Hat SM für dich etwas mit Kindheitserinnerungen zu tun?
Irgendwas ist da, das spüre ich, aber darüber weiß ich noch nicht mehr, da muss ich später irgendwann mal ran.

Fühlst du dich als SMerin diskriminiert?
Ich fühle mich diskriminiert als Frau, die sich dezidiert und intensiv mit Sex beschäftigt. Und ja, in gewissen beruflichen Kontexten würde ich sicher Schwierigkeiten bekommen wegen meiner Neigung, das heißt, ich kann vieles nicht machen.

Was wünschst du dir für deine sadomasochistische Zukunft?
Wenn es so bleibt, wie es ist, dann ist das schon ziemlich gut. Und dann hoffe ich natürlich, viele neue, spannende Menschen kennenzulernen, in berührende Kontakte zu treten, immer kreativ zu bleiben, Neues zu entdecken ...

Müssen SMer stets Neues entdecken?
Ich glaube, dass es schon ein ausgeprägtes Bedürfnis nach neuen Kicks gibt. Vielleicht lässt das mit der Zeit nach.

Geschichten vom Schmerz:

Bea

Alter: 52 | Beruf: Schriftstellerin, Texterin, Ghostwriterin | Wohnort: winziges Dorf im Odenwald | Familienstand: Frau, zwei erwachsene Kinder | www.bea-wagner.de

Welche Kleidung Bea trägt, bestimmt ihre Frau. Immer. Manchmal muss sie sich fünfmal umziehen, bis ihre Liebste zufrieden ist. Bevor sie sich setzt, bittet Bea um Erlaubnis. Sie schaltet Radio oder Fernseher nicht ein, ohne vorher zu fragen, ob sie darf. Das geht seit 15 Jahren so und es ist kein Ende abzusehen.

Bea hat lange genug darauf gewartet. Weil sie selbst so lange brauchte, um sich das zu erlauben.

Bea ist 52. Als sie jung war, war man nicht lesbisch. Hatte man nicht lesbisch zu sein. Also sah man kaum Lesben. Also kam man nicht auf den Gedanken, das zu denken. Dass man Frauen lieben könnte. Sondern dachte stattdessen an Familie und demzufolge mit vermuteter Notwendigkeit auch an Männer. Falls man sie nicht vergaß. Bea vergaß sie oft. In dem Haus, das später zu bewohnen sie sich als Heranwachsende ausmalte, gab es keinen Platz für einen Mann. Schon gar nicht in ihrem Schlafzimmer. Das fiel ihr erst auf, als Freundinnen sie darauf hinwiesen.

Wenn der Mann auch nicht so wichtig war – Kinder waren es schon. Und Kinder waren für Bea damals untrennbar mit Männern verbunden. Also war Bea die Letzte, die merkte, dass sie lesbisch ist. Schlief sich vorher exzessiv durch die Männerwelt in ihrer Umgebung (von Aids war keine Rede damals). Mit zweien von ihnen zeugte sie jeweils ein Kind. Der eine fühlt sich heute als Samenspender missbraucht, der andere wirft Bea vor, sie habe zwar die Nacht, aber nicht das Frühstück mit ihm teilen wollen. Sie kann beiden nur recht geben. Das wusste sie damals aber noch nicht. Das dämmerte ihr erst, nachdem sie wegen endogener Depressionen von Arzt zu Klinik zu Psychologen wankte. Aber die Therapeuten wollten vom Lesbischsein nichts hören, denn das galt damals noch als psychische Störung. Ebenso wenig interessierten sie sich dafür, dass Bea seit ihrem dreizehnten Lebensjahr das Essen erbrach. Vom Sadomasochismus sprach Bea erst gar nicht, sie hielt das damals selbst noch für einen psychischen Defekt.

Erst nachdem Bea schon ein Jahr mit ihrer Frau zusammen war, fand sie eine Klinik, spezialisiert auf Essstörungen, in der man ihr zuhörte und sie im Ausleben ihrer lesbischen Identität bestärkte.

Allerdings war ihre Liebe zu Frauen ja nicht die einzige Liebe, die Bea zeit ihres Lebens unterdrückte. Bea hatte auch Fantasien von Schmerzen und Unterwerfung. Die geliebten Täter waren dabei stets männlich, weil Frauen in ihrem erotischen Bewusstsein nicht auftauchten, weil sie nicht wusste, dass es möglich war, Frauen zu begehren. Sich Männern zu unterwerfen kam aber für Bea irgendwie nie in Frage. Als sie vor 15 Jahren ihre heutige Frau kennenlernte, wusste sie bereits, dass sie lesbisch war, aber sie konnte nicht über ihre Sehnsucht nach Leiden sprechen. Nach ein paar Monaten intensiver Annäherung zog Bea mit ihrer neuen Liebe zusammen und man schenkte ihnen (ohne Hintergedanken) zur Wohnungseinweihung das Buch *Der Porno-Kongreß* von Barbara Wilson, in dem SM eine Rolle spielt. Dies nahmen beide zum Anlass, um sich nach ein paar letzten Tagen der Schüchternheit gegenseitig von ihren sadomasochistischen Neigungen zu erzählen. Glücklicherweise ergänzten sie sich gut – Bea wollte von Anfang an unten, ihre Partnerin oben spielen.

Langsam und ohne Vorbilder tasteten sich beide an ihren gemeinsamen Sadomasochismus heran. Es war ihnen relativ schnell klar, dass sie das Spiel um Macht und Ohnmacht nicht auf ihr Sexualleben begrenzen wollten.

Sie führen das, was man eine 24/7-Beziehung nennt. Beas Frau hat stets das Sagen. Wobei sich die beiden durchaus die meiste Zeit ganz normal, gleichberechtigt und auf Augenhöhe begegnen – man kann nicht ununterbrochen befehlen und strafen und weinen und kuschen. Es gibt auch Bereiche in Beas Leben, die von der Macht ihrer Frau unberührt bleiben, kleine gallische Dörfer sozusagen. Ihre Kinder gehören dazu, ihr Schreiben. Wichtige Dinge wie Finanzen regeln beide gemeinsam.

Der Alltag ist allerdings das Hoheitsgebiet ihrer Frau. Und wenn Bea hier nicht spurt, setzt es was. Manchmal geht es Bea gewaltig auf die Nerven, sich zigmal umziehen zu müssen, bis ihre Frau zufrieden ist. Aber solche anstrengenden Kleinigkeiten sind eben Teil dieser großen Kostbarkeit der bedingungslosen Unterwerfung, die Bea so sehr erfüllt, dass sie gelegentliche Mühsal dafür gern in Kauf nimmt. Und ihre Partnerin achtet darauf, Beas restliches Leben durch ihre BDSM-Beziehung nicht zu belasten – immer wieder umziehen beispielsweise muss sich Bea bloß an terminfreien Sonntagen.

Die beiden haben nichts mit der SM-Szene zu tun, das interessiert sie nicht. Sie sind ganz auf sich gestellt. Lange Zeit wusste niemand aus ihrem Umfeld von ihren Neigungen. Sie waren also vor jedem Besuch mit Aufräumen, sprich Spurenbeseitigung, beschäftigt. Sie sagten unter dem Vorwand von Migräne Verabredungen ab, wenn Bea unübersehbare blaue Flecken zierten. Sie wirken auf ihre Freundinnen nahezu prüde, weil sie aus lauter Angst, sich zu verplappern, einfach gar nicht über Sex sprachen.

Bea ist Schriftstellerin, aber sie hatte früher niemals über Sex geschrieben. Sie schrieb sogar dezidiert nicht über Sex, erklärte Lektorinnen, dass sie dafür schlicht gar keine Begabung habe.

Dann nahm sie an einer mehrtägigen Lesbenveranstaltung teil, leitete einen Workshop, gab eine Lesung. Bei dieser Veranstaltung entbrannte ein aggressiver Streit zwischen Sadomasochistinnen und Frauen, die Bea als »Lesbenpolizei« bezeichnet. Das Ganze mündete in einer Prügelei. Bea tat so, als ginge sie das nichts an, las ihre harmlosen Texte vor und dachte sich: So geht's nicht weiter. Sie hatte den Eindruck, dass jetzt definitiv der Moment gekommen war, selbst Stellung zu beziehen.

Sie begann, an einem Roman über SM zu schreiben.

Ihren beiden besten Freundinnen erzählte sie davon, als sie abends zum Essen und Weintrinken zu Besuch waren. Wie sie auf dieses Thema käme, wollten die beiden wissen, die Bea schon länger kennt, als sie SM lebt. Ihre Frau und sie fassten sich ein Herz und berichteten.

Die Freundinnen nahmen es gelassen. Also machten Bea und ihre Frau munter weiter und informierten den gesamten Freundinnenkreis.

Im Herbst 2008 erschien *Senta und Ulla. Safeword Pfannkuchen*, die Geschichte einer bislang heterosexuell lebenden Frau, die sich in eine lesbische Frau verliebt und mit dieser eine sadomasochistische Beziehung beginnt. Der Roman ist an Beas eigenem Erleben orientiert, wie alles, was man schreibt, mehr oder weniger, denn es lässt sich die Welt bloß durch das eigene Bewusstsein erfahren, trotzdem ist die Geschichte Fiktion. Es war eines der schwersten Bücher, die Bea Wagner je geschrieben hat. Weil es so nah an ihr und ihrer tiefsten Intimität dran war. Weil es dadurch schwierig für sie wurde, die für die Arbeit notwendige Distanz zu ihrem Text zu behalten.

Aber unabhängig davon, was sie schreibt, ist SM für Bea stets Motor der Arbeit. Frisch durchgeprügelt schreibt sie am besten. Als Bea wegen *Senta und Ulla* ein Radiointerview gab, hielt sie es für angemessen, ihre Kinder vorab ins Bild zu setzen, sie wollte nicht, dass die beiden überrumpelt würden. Sie schrieb ihnen eine Mail entsprechenden Inhalts. Richtig gesprochen haben sie nie darüber. Ihr 24-jähriger Sohn hat, so glaubt sie, das Buch gelesen. Er findet, das alles gehe ihn nichts an; eine Mutter, die sich schlagen lasse, sei allerdings immer noch besser als eine Mutter, die ihre Kinder schlüge. Ihre 28-jährige Tochter erbat sich, es weiterhin so zu halten wie bisher – keine erzählt der anderen etwas über ihr Sexualleben. Das Radiointerview wurde von ihr formal, aber nicht inhaltlich kommentiert.

In dem 315-Seelen-Dorf, das Bea und ihre Frau bewohnen, weiß im Grunde keiner um die besondere Komponente ihrer Beziehung. Allerdings wurden die beiden, kurz nachdem sie ihr Haus bezogen hatten, von einem Zehnjährigen gefragt, ob sie verpartnert seien. Und erfuhren dann, dass sie im schwul-lesbischen Zentrum des Odenwaldes gelandet waren. Die Dorfkneipe mit Regenbogenfahne gehört ebenso wie das Altersheim einem Schwulen. Weshalb es hier durchaus Lesungen von Autorinnen wie Sandra Wöhe gibt, die ausführlich über das Fisten schreibt.

Seit *Senta und Ulla* im vergangenen September erschienen ist, geht Bea generell etwas entspannter mit ihrer Sexualität und der Öffentlichkeit um. Sie gibt Interviews, sie hat ein Foto von sich auf ihre Website gestellt und sie kann sich jetzt auch vorstellen, in andere Bücher erotische Szenen einzubauen.

Ihre Vanilla-Freunde hat sie durch ihr Outing nicht verloren. Ihre Kinder tragen es mit Fassung.

In der SM-Szene bewegt sie sich immer noch nicht. Szenen ganz gleich welcher Couleur sind ihr suspekt.

Ein Leben ohne SM kann sich Bea nicht mehr vorstellen.

SM möchte sie monogam und nah, im Schutze einer verlässlichen Zweierbeziehung leben, nicht anders.

Das klappt mit ihrer Frau nach über 15 Jahren immer noch wunderbar.

Bloß nach Ohrfeigen sehnt sich Bea vergebens. Ohrfeigen findet ihre Frau einfach zu brutal.

Frühe Lieben:

Ina

Alter: 18 | Wohnort: kleines schwäbisches Kaff | Beruf: Schülerin | Beziehungsleben: wohnt bei ihren Eltern und ihrer drei Jahre jüngeren Schwester, hat einen festen Freund | Lieblingsbuch: »Apollonias Welt« | Lieblingsmusikerin: Rihanna | bevorzugtes Spielzeug: sein Gürtel | Lieblingsplatz für Sex: der Weinkeller seiner Eltern | Lieblingsgetränk: Wodka-Redbull | Lieblingsspeise: Krabben

Inas erste Spanking-Session ist sechs Monate her. Vor elf Monaten kam sie mit Jonas zusammen, den sie auf der Party einer Klassenkameradin kennenlernte. Er ist 18, wie sie, und auch er lernt für das Abitur, allerdings auf einer anderen Schule.

Es war von Anfang an so, dass Ina den Ton angab in ihrer Beziehung. Das tut sie sowieso meistens. Und sie fühlt sich enorm gut, wenn sie sagen kann, wo's langgeht. Manchmal schreckt sie bei ihrem eigenen Feldwebel-Ton zusammen, weil sie sich ganz sicher ist, dass ihr gleich widersprochen wird. Oder sie hält die Luft an, wenn sie eine spöttische Bemerkung über jemanden gemacht hat, der sich ja schließlich wehren könnte. Aber das geht meistens gut, diese Selbstanmaßung, und das gibt Ina Aufwind.

Jonas ist ein freundlicher Junge, hilfsbereit, aufmerksam, zuvorkommend. Aber vor Ina ist er auf die Knie gegangen, wenn er sie ins Kino einladen wollte. Oder zum Essen. Oder bei ihr übernachten wollte. Oder um einen Kuss bat, den sie ihm verwehrte. Das war immer spaßig gemeint, aber nicht nur.

Im Bett war er von Anfang an ungewöhnlich aufmerksam. Viel Erfahrung mit nackten Jungs hatte Ina nicht, aber das bisschen, was sie erlebt hatte, war ihr eher grob erschienen. Jonas ist ganz sanft und zärtlich und sehr zuvorkommend. Ihre Lust ist ihm das Wichtigste.

Ina und Jonas haben sich oft und gerne gebalgt. Einmal lag er über ihr und kitzelte sie, worauf sie ihm spontan eine Ohrfeige verpasste. Sein Kopf flog zur Seite und als er sie wieder ansah, war seine Wange gerötet, sein Mund halb geöffnet und sein Blick ernst. Ina biss sich auf die Lippen. Das hätte sie nicht tun dürfen, dachte sie, man darf andere Leute nicht ohrfeigen. Und schämte sich augenblicklich dafür, dass sie Grenzen einfach nicht erkannte. Es ist eine Sache, jemanden zu kitzeln, und eine andere, sein Gegenüber zu ohrfeigen. Ina wartete darauf, dass Jonas sie anschrie, und legte sich bereits eine bunte Mischung aus Entschuldigungen und Gegenangriffen zurecht.

Aber Jonas stand auf, ging zu seiner Hose, die auf dem Boden lag, zog den Gürtel heraus, kletterte wieder zu ihr ins Bett, legte ihr den Gürtel auf den Bauch und sagte: »Schlag mich.«

Dann präsentierte er ihr seinen Hintern.

»Ich will dich nicht schlagen, Jonas!«, entgegnete Ina, die die gesamte Situation eigenartig fand.

»Doch, das willst du«, widersprach Jonas, »und das kannst du auch. Na los.«

Sie tat das dann tatsächlich und es war unglaublich geil. Für beide.

Jonas erzählte ihr im Anschluss, dass er, im Gegensatz zu ihr, seine Neigung bereits ausgelebt hatte, zumindest virtuell. Ina hatte niemals die Buchstaben SM gegoogelt. Wenn sie irgendwo etwas darüber gelesen oder gehört hatte, hatte das stets etwas in ihr ausgelöst, aber sie schob diese Gedanken immer schnell beiseite.

Jonas hingegen hatte sich nächtelang in sadomasochistischen Chats herumgetrieben.

Derzeit können die beiden gar nicht genug von ihren Spielen bekommen. Sie benutzen alles zum Schlagen oder Fesseln oder Quälen, was nicht rechtzeitig die Flucht ergreift: seinen Gürtel, ihre Bürste. Die Wäscheklammern und Wäscheleinen der beiden Elternhaushalte. Kerzen und Eiswürfel. Den Schuhanzieher ihres Vaters. Sämtliche Kochlöffel, die ihrer beider Küchen beherbergen. Die Reitgerte ihrer kleinen Schwester natürlich und ihren eigenen Tennisschläger (der nicht gut funktioniert). Die High Heels seiner Mutter. Chilischoten und Ingwerknollen.

Seinen Freunden hat Jonas davon bislang nichts erzählt, aber die beiden treffen sich zurzeit sowieso mehr mit ihren Freunden, und die sind alle informiert. Die fanden das interessant, aber auch nicht weiter bemerkenswert. Heute sind alle anders irgendwie. Es gibt Gruftis, Schwule, Lesben, Punks, Alternative – solange man kein Nazi ist, ist eigentlich alles in Ordnung. Und Inas Freundinnen finden es lustig, superkurze Röcke und hohe Schuhe mit Ina kaufen zu gehen.

Inas Schwester weiß das auch. Sie möchte nicht, dass ihre Reitgerte weiter missbraucht wird. Davon abgesehen hat sie schon immer gewusst, dass ihre Schwester ein Biest ist.

Die Eltern wissen nichts, weil weder Ina noch Jonas scharf darauf sind, sich mit Eltern über Sex zu unterhalten. Das macht die Sache etwas schwierig, weil sie nur selten sturmfrei haben und also nur selten richtig laut sein können. Manchmal schwänzen sie die Schule, um bei Jonas zu spielen, während seine Eltern arbeiten. Und bald werden sie das Abitur in der Tasche haben, können in eine große Stadt ziehen, wo es eine große SM-Szene gibt und wo sie außerdem ihre eigenen vier Wände bewohnen werden.

Viermal waren sie inzwischen in Stuttgart bei Partys und Stammtischen, was sie ziemlich aufregend fanden, obwohl die Leute da älter waren und stellenweise auch seltsam. Aber alle waren sehr nett zu ihnen und haben sie wie Erwachsene behandelt und ihre Sexualität ernst genommen.

Sie sind beide in der *Sklavenzentrale* registriert, Ina allerdings erst seit drei Monaten, weil man für die Anmeldung volljährig sein muss. Jonas und Ina finden das sadomasochistische Angebot für Minderjährige bislang sehr dürftig. In Clubs kommen sie sowieso nicht rein. In den größeren Städten gibt es Stammtische speziell für Jugendliche, in den Kleinstädten allerdings nicht. Und im Internet hat man inzwischen, solange man nicht volljährig ist, schlechte Karten.

Ina und Jonas wollen eine Internetplattform speziell für 14- bis 20-jährige SMer einrichten. Daran basteln sie gerade.

Landleben:

Marie

Alter: 22 | Beruf: Einzelhandelskauffrau |
Wohnort: bayrisches Dorf

Wie hast du deinen Sadomasochismus entdeckt?
Ich habe das irgendwie schon immer gewusst. Ich hatte immer Sehnsucht danach, geschlagen zu werden, bei den Doktorspielen früher hab ich versucht, dass man da so Klapse einbaut und so was. Meine Eltern haben mich nie geschlagen und das hat mir manchmal leidgetan. Ich hatte viele Fantasien von strengen Kindermädchen und dann später auch von Lehrern und so. Ich wusste aber nicht, dass das eigentlich normal ist und dass man das SM nennt. Aber ich hab das dann irgendwann als Jugendliche in den Kontaktanzeigen irgendwelcher Zeitschriften mitgekriegt, dass es so was gibt wie Fetisch und Fesseln und Schlagen. Da gibt's dann ja immer so Anzeigen von Dominas und auch Sklavias eben.

Und wie kam es, dass du deine Fantasien verwirklicht hast?
Ich hab im Internet ein bisschen rumgeschaut, wo es ja diverse Foren gibt, die *Sklavenzentrale* zum Beispiel. Als ich Mitglied geworden bin, habe ich auf einen Schlag unglaublich viele SMer kennengelernt, das war wie im Schlaraffenland.

Man wird als Frau von supervielen Männern angeschrieben. Ich habe mit ein paar von den Typen in diesem Forum dann so SMig-erotische Mails geschrieben. Mir war das total egal, wie die aussahen und ob die intelligent oder sympathisch waren oder so, Hauptsache, sie haben mir dominante Sachen geschrieben.

Und dann hat mich da auch einer angeschrieben, Mike, den ich wirklich toll fand. Der suchte eine Sklavin für sich und seine Freundin Sandra. Ich fand das erst mal ein bisschen schade, dass er schon eine Freundin hatte, aber eigentlich war mir das auch egal, ich wollte das einfach endlich mal ausprobieren, das war wirklich überfällig. Und Mike sah total gut aus und war nett und klug und vor allen Dingen wohnte er auch bei mir in der Nähe, ich meine, hier auf dem Land ist die Auswahl natürlich beschränkter als in Berlin oder so. Und ich konnte einfach nicht mehr warten.

Wie alt warst du denn damals?
Ich war 19. Er war 37 und seine Freundin 30.

Und wie ging es dann weiter?
Wir haben uns so ein bisschen hin und her geschrieben. Er hat mir ganz viele Fragen gestellt zu meinen Fantasien und zu meinem Sexualleben und wie oft ich onaniere und so … und er wollte Fotos von mir, auf denen ich nackt zu sehen war. Und dann haben wir uns getroffen, bei ihm, er wohnt so eine halbe Stunde mit dem Auto von mir weg, so richtig auf dem Land.

Was hast du getragen?
Ein weißes Sommerkleid, weil ja Sommer war. Und Sandalen und Spitzenunterwäsche. Und er hat einen Anzug getragen und sie irgendein Kleid.

Die waren beide jedenfalls ganz freundlich und wir haben uns vorgestellt und dann wollten sie, dass ich mich ausziehe. Und dann saßen sie auf dem Sofa und ich hab mich ausgezogen und sie haben mich angeschaut und sind dann auch aufgestanden und haben mir in den Mund gekuckt und in den Po und in die Muschi.

Dann haben sie gesagt, dass sie gemeinsam überlegen müssten, ob sie mich haben wollen, und dass sie sich dann melden würden. Das hat zwei Wochen gedauert. Ich war so aufgeregt und gleichzeitig wie auf Wolke sieben und dauergeil, dabei war ich damals noch gar nicht wirklich verliebt, ich kannte die beiden ja auch überhaupt nicht, aber das war so geil gewesen bei den beiden und das war genau das, was ich mir gewünscht hatte.

Und nach zwei Wochen haben sie sich gemeldet?
Ja, und sie wollten mich haben. Dann bin ich noch mal hin und sie haben mir alle möglichen Vorschriften gemacht: dass ich jetzt keine Unterwäsche mehr tragen darf, wenn ich zu ihnen komme, dass ich mich auch zwischen den Beinen immer rasieren muss, dass ich mir die Finger- und Fußnägel immer rot lackieren muss und so was alles. Und sie haben mir ein Halsband und Hand- und Fußfesseln geschenkt – das trage ich jetzt immer, wenn ich bei ihnen bin. Und dann gab's Schläge und Sex und so …

Und dann hast du dich verliebt?
Ja, total.

In beide?
Ja, in beide. Er ist mir irgendwie näher, sie ist fieser. Aber das hat auch was.

Und wie läuft das jetzt mit euch?
Ich bin ungefähr alle zwei Wochen das ganze Wochenende bei ihnen. Wir waren auch schon gemeinsam im Urlaub und manchmal komme ich nur so für einen Abend. Und dann ma-

che ich halt alles, was sie mir sagen, bediene sie, sexuell und auch sonst, und sie bestrafen mich oder erniedrigen mich … manchmal passiert auch gar nicht so viel.

Manchmal lernen die beiden andere Männer oder Paare über das Internet kennen und dann laden sie die quasi ein, sich bei mir zu bedienen, und ich werde dann also von allen benutzt.

Und weiß das dein Umfeld?
Nein, natürlich nicht! Ich lebe in einem bayrischen Dorf, das ist nicht Berlin hier, das geht gar nicht, dass man so was hier erzählt.

Wie ist das denn für dich, dass du etwas, was dir offensichtlich so wichtig ist, keinem sagen, dass du die Menschen, die du liebst, niemandem vorstellen kannst?
Das ist natürlich schade, aber es lässt sich eben nicht ändern. Manchmal ist es auch wirklich anstrengend, weil die Leute um einen herum ja wissen wollen, wo man hingeht. Meine beste Freundin weiß, dass ich was mit einem vergebenen Mann habe, und sie findet das nicht gut, aber okay. Aber sie weiß nicht, dass ich auch was mit der Frau habe und erst recht nicht, dass das SM ist. Sonst weiß niemand irgendwas und meine Eltern und auch die Freundinnen nerven immer, ob ich nicht mal wieder einen Freund haben will, und dann muss man natürlich auch immer was erfinden, wo man hingeht am Wochenende und so weiter.

Sandra hat das vor Kurzem ihren drei besten Freundinnen gesagt, die dann sonntags alle vorbeigekommen sind, und ich hab sie halt die ganze Zeit bedient und gekocht am Abend und so. Ich hab immer neben Sandra gekniet, wenn sie das wollte, und hab ihre Füße und ihre Hände geküsst. Als mir was runtergefallen ist, hab ich zwanzig Minuten nur mit einem Kleid draußen im Garten im Schnee gekniet, zur Strafe.

Schlagen wollte sie mich offensichtlich nicht vor den Freundinnen.

Wie haben die Freundinnen denn reagiert?
Die haben die ganze Zeit gekichert. Und haben sich nicht getraut, mich anzusprechen. Das war schon cool. Sandra sagt, die sind total neidisch.

Also würdest du auch gerne jemandem davon erzählen, was du lebst?
Ja, klar. Ich habe ja über das Internet viele Freunde beiderlei Geschlechts gefunden, mit denen man sich im Internet austauschen kann, das ist schon ganz gut. Aber ich würde natürlich gerne auch meinen normalen Freundinnen davon erzählen. Die quatschen schließlich auch andauernd von ihren Typen und dann liegt mir das so auf der Zunge zu schreien: Ja, ich hatte auch ganz geilen Sex am Wochenende – aber das geht halt nicht.

Hast du außerhalb des Internets jemals Szenekontakte gehabt?
Nein, hier auf dem Land gibt's ja nichts. Wir sind einmal zu so einer großen Party nach München gefahren, das war schon ziemlich cool. Das hat mich auch total geflasht, dass es so viele Leute gibt, die so sind wie wir. Und dann die vielen geilen Klamotten. Wenn ich so mit meinen normalen Freundinnen hier am Wochenende tanzen gehe, nervt mich das schon, was man da so an Klamotten trägt. Das ist alles nicht so sexy wie meine Latexfummel.

Fühlst du dich denn wegen deiner Sexualität diskriminiert?
Diskriminiert würde ich es nicht nennen. Ich meine, ich muss das ja nicht zeigen, dass ich so bin, das ist vielleicht anders bei Schwulen oder wenn man eine dunkle Hautfarbe hat.

Doof ist aber auch, dass ich gerne demnächst mal Kinder haben würde. Ich könnte ja von Mike schwanger werden und das Kind dann allein großziehen. Aber das Dumme ist, dass ich den Leuten irgendwas sagen muss, wo der Vater herkommt und wo der hin ist.

Könntest du parallel zu deiner Beziehung mit Mike und Sandra noch mit jemand anderem zusammen sein?
Nein, das wollen die beiden nicht.

Warst du überhaupt schon mal mit jemand anderem zusammen?
Ja, klar, ich war mit zwei Jungs jeweils ungefähr ein Jahr zusammen und mit dreien jeweils so zirka ein halbes Jahr, und dann hatte ich immer noch mal hier und da was. Aber das war alles ohne SM und das kickt mich einfach nicht. Ich steh nun mal auf dominante Menschen.

Könntest du dir ein Leben, eine Beziehung oder Sex ohne SM noch vorstellen?
Eigentlich nicht, nein, nichts davon.

Bist du zufrieden damit, wie es gerade ist?
Ja, die meiste Zeit schon.

Hat SM für dich irgendetwas mit Kindheitserfahrungen zu tun?
Nein, gar nicht. Wie gesagt, ich hab mir als Kind immer gewünscht, dass mich jemand schlägt, aber ich weiß schon, dass das doof ist, dass das was ganz anderes ist, man kann das nicht vergleichen, SM und reale Gewalt. Ich hab im Internet ein Mädchen kennengelernt, die ritzt sich immer die Arme auf, wenn sie gerade keinen Dom hat. Das finde ich ziemlich krass und auch nicht gesund.

Verbindest du bestimmte Ängste oder Sehnsüchte mit SM?
Ängste gar nicht, ich fühle mich eher mutig dabei. Sehnsüchte schon – dass sich jemand kümmert, dass man jemanden anhimmeln kann, dass man angenommen wird. Dass es auch aufregend ist, einfach.

Neues altes Land:

Gertrud

Alter: 48 | Beruf: Autorin |
Wohnort: Berlin

Sie ist Autorin. Das heißt, sie schreibt und sie berichtet. Also erlebt, wertet, gibt weiter. Wo und wie, spielt keine Rolle. Wichtig ist, sie ist auf Lesereise. Sie hat eine Lebenspartnerin, schon ziemlich lange. Ihre Lebenspartnerin verkauft Fahrräder, zusammen mit ihrer Exfreundin. Lebenspartnerin und Exfreundin sind Ende dreißig, kurzhaarig, braungebrannt – Macherinnen.

Sie selbst, Ende vierzig, kurzes graues Haar, Brille, Bluse, mit dem Geist der Welt begegnend und körperfern, ist auf Lesereise.

Da hört in einer kleineren Studentenstadt ein junges Mädchen ihr zu. Nicht nur eines, viele hören zu, aber eines kommt nachher zu ihr nach vorne, will ein Autogramm, zieht ihr das Buch dann unter dem aufgeschraubten Füllfederhalter doch wieder weg und will lieber mit ihr etwas trinken gehen. Sie ist bereits verabredet. Das junge Mädchen, von dem sie bald erfährt, dass es Manu heißt (eigentlich Manuela, aber davon will es nichts wissen), das junge Mädchen fragt, ob es sie nicht begleiten könnte, die Schriftstellerin und ihre Bekannten.

Sie sagt nicht Nein, die Schriftstellerin namens Gertrud, denn es spricht nichts dagegen, die Kleine, die jeden Fetzen aus ihrer Feder liest und über einiges mit ihr diskutieren möchte, mitzunehmen. Im Übrigen ist Manu wirklich süß. Schön eigentlich, wenn sie dafür nicht zu jung wäre in Gertruds Augen. Gertrud hat recht mit der Vermutung, dass Manu gerade einmal Anfang zwanzig ist. Es schmiegt sich ihr auffälliges, naturrotes Haar wellig um Kopf und Schultern, sie schaut aus großen grauen Augen sehr offen in die Welt, es wimmelt in ihrem Gesicht von Sommersprossen. Sie ist durchschnittlich groß, relativ schlank, und von außen betrachtet wirkt ihr Körper weich.

Auf dem Weg zur ersten Bar vergegenwärtigt sich Gertrud, dass ihre Freundin und sie zwar monogam leben, sich aber nicht vollkommen einschränken. Und sie weiß, es ist bemerkenswert, dass sie daran jetzt denkt.

In der ersten Bar und auch in der zweiten ist Manu ziemlich still. Sie wechselt ein paar Worte mit den anderen, aber hauptsächlich schaut sie um sich, hört sie zu. Und sieht zu Gertrud. Offen und fröhlich.

In der dritten Bar sind Manu und Gertrud allein. Manu lief hinter Gertrud her, als die ihr Hotel ansteuerte, und sagte, komm, lass uns noch was Allerletztes, lass uns Whiskey trinken! Sie schaut dabei wie ein Kind, das sich auf seine Geschenke freut.

Gertrud fällt nichts ein, was dagegen spricht.

Manu hatte gesagt, sie wolle mit Gertrud über ihre Bücher reden, aber das stimmt nicht. Manu will mit Gertrud über Gertrud reden. Und über Manu. Sie bewundert, *dass*, nicht *was* Gertrud schreibt. Doch, sie bewundert, dass Gertrud über Frauen und Frauen und immer nur Frauen schreibt.

Manu studiert gerade Literatur und einiges andere mehr. Später möchte sie auch Schriftstellerin werden. Oder Journalistin. Oder Schauspielerin, vielleicht auch Dokumentarfilmerin. Eigentlich wäre sie auch wirklich gern Geheimagentin, aber sie weiß, dass sie dafür nicht gut genug ist. Und manchmal, sagt sie, träumt sie davon, Hure zu sein.

Sagt sie.

Sagt Manu zu Gertrud und sieht dabei schon wieder aus wie ein Kind, das auf seine Geschenke wartet. Ergänzt dann, dass sie natürlich nicht mit jedem schlafen wolle, mit Männern erst recht nicht, dass sie niemals Geld für Sex nehmen würde. Dass sie sich nur hingeben möchte. Ich bin ziemlich körperlich, sagt sie, was Gertrud sich vorstellen kann, ohne es zu verstehen. Manu trinkt den Rest aus ihrem Whiskeyglas, danach den aus Gertruds, dann rutscht sie von ihrem Stuhl hinunter auf den Boden, so dass sie vor Gertrud kniet und sagt: Bitte nimm mich mit in dein Hotelzimmer.

Gertrud ist betrunken, aber das ist nicht der Punkt. Ihr ist Manus Kniefall schlagartig zwischen die Beine gefahren. Dass das Mädchen eine gewisse Anziehungskraft auf sie ausübt, weiß sie längst, denn sonst säße sie nicht mitten in der Nacht mit ihr in einer Bar und spräche über ihre eigene Studentenzeit.

Jetzt wird ihr klar: Manus Anwesenheit spült ganz alte Träume in ihr hoch. Träume, die Gertrud nicht träumte, die vielmehr Gertrud anfielen und ihr jeden Gedanken aus dem Kopf trieben. Es war nicht zu leben mit diesen Träumen, die zwischen Gertruds Beinen wohnten und von da aus den Kampf um ihren Geist antraten, in dem ganz andere Dinge vor sich gingen, geradezu gegensätzliche. Um es klar zu formulieren: Gertrud schrieb über Emanzipation, Strukturen der Gewalt, (sexuelle) Ausbeutung, während ihr Unterleib sie mit geilen Bildern von gequälten Frauen versorgte.

Das ließ sich nicht leben, weshalb die Bilder von den Worten niedergerungen wurden. Von Zeit zu Zeit stießen sie schubartig ins Bewusstsein vor, Blitzkrieger, doch für den Umgang hiermit hatte Gertrud sich Rituale antrainiert.

Jetzt riss der Kniefall Manus die Falltüren auf.

Zwei Dinge. Erstens: die Lebenspartnerin, und zweitens: Die Sache an sich ist schlecht. Dagegen das Faktum von Manus Angebot.

Der Wunsch, zu tun, was sie mit Manu tun könnte, der Wunsch, dies zu tun, gehört zu den Facetten ihres Selbst, die Gertrud am wenigsten schätzt. Für die sie sich schämt, ehrlich gesagt, und wie.

Manu allerdings scheint in Harmonie mit alldem zu leben, Manus Angebot ist natürlich und gut.

Manu setzt ihren Frohsinn neben Gertruds Scham. Für Manu geht es schlicht um Leben, und zwar um gutes. Manu nimmt Gertrud die Angst vor sich selbst. Es sieht ein bisschen freundlicher aus in diesen wirklich finsteren Ecken von Gertruds Selbst, wenn Manu sie betrachtet.

Sie sind schon längst auf dem Weg.

Die Lebenspartnerin ist in einer anderen Stadt ein vertagbares Problem.

Manu fragt hier und jetzt, ob sie sich ausziehen soll. Das soll sie. »Ja«, sagt Gertrud, »zieh dich aus.«

Großartige Worte, was für ein Satz.

»Gott, was habe ich nur mit dir getan!«, entfährt es Gertrud, schreckensbleich, danach. Die Hand wie aus Schlaf erwachend auf Manus heißem, rotem Hintern. »Glücklich hast du mich gemacht«, grinst Manu. Für sie ist die Welt in Ordnung. Sie möchte eine Zigarette rauchen. Sie steht am offenen Fenster, nackt, ihre runden Pobacken leuchtend rot, und sie plappert vor sich hin. Gertrud hört sie nicht, Gertrud sieht ihre roten Pobacken. Das ist ihre eigene Lust. Ihre eigene Lust kann sichtbar werden. Außerhalb ihrer selbst.

Was da alles aufgerissen wurde. Was da alles möglich war. Wie die wilden Bestien sich gemächlich in Gertrud breitgemacht haben. Und wie das überhaupt nicht schlimm war, weil Manu sich gut mit ihnen verstand. Manus Körper war so weich, wie er aussah, und sie hatte eine sehr weiße Haut, mit Sommersprossen und leuchtend blauen Venen mancherorts. Ihre Schamhaare waren auch rot. Gertrud griff da so heftig rein, wie sie es immer gewollt hatte. Das tat Manu weh, aber sie war damit einverstanden. Gertrud griff überall so heftig zu, wie sie es immer gewollt hatte. Und das alles tat Manu weh, doch es gefiel ihr auch. Gertrud legte Manu über das Bett. (Das war das Beste: Gertrud konnte Manu mit Gesten und Worten durch die Gegend dirigieren, sie tat alles, was ihr gesagt wurde, sie ließ sich willig führen, niederwerfen, öffnen, beherrschen – all das. Sie blieb dabei entspannt. Sie war zufrieden.) Gertrud legte Manu über das Bett und schlug ihr mit der flachen Hand auf den Hintern. Der Hintern wurde rot und röter, Gertruds Fingerabdrücke hoben sich weiß darauf ab, Manu wimmerte, weil sie Schmerzen hatte, und erst nach einer ganzen Weile merkte Gertrud, dass ihre Handinnenfläche ebenfalls wehtat.

Diese Sache taten sie weiter die nächsten acht Tage, die Gertruds Lesereise noch dauerte. Manu saß im Publikum, hörte immer wieder dieselben Texte und fand das cool. Wenn Gertrud abends, mittags, morgens Bekannte, Freunde, fast Fremde zum Essen, zum Kaffee, zu einem Glas Wein traf, dann saß Manu an einem Tisch etwas abseits, trank Cola und grinste glücklich zu Gertrud hinüber. Wenn Gertrud das Restaurant, die Bar, das Café verließ, drehte sie sich nicht nach Manu um. Sie schlug ihren Weg ein mit einem Herzen, das ihr gegen die Brustknochen hämmerte, bis Manu sie einholte, das Gesicht rosig, die Jacke erst halb angezogen, der Atem schnell.

In Hotelzimmern war Manus Haut so weiß wie die Laken, doch viel weicher. Gertrud drehte, nahm und griff ihren Körper, wie sie wollte. Manchmal schloss Manu die Augen. Gertrud sah ihre eigenen Bestien weiß über Manus fernes Gesicht preschen.

Manu schmiegte sich eng an und konnte tief fassen.

In Prag, wo Gertrud mit einer tschechischen Schriftstellerin über Menschenhandel und was die EU tun könnte, sprach, vertilgte Manu an einem Marmortisch am Fenster Palatschinken mit Eis und Schokoladensauce. Im Glas hinter ihren Haaren spiegelten sich die Karlsbrücke, die Lichter. Die Verurteilung der Prostitution und die geplante Inbesitznahme von Manu im Anschluss widersprachen einander nicht. Es war leicht.

Nach acht Tagen fuhr Gertrud heim. Krass, sich von Manus Lippen loszureißen, im Zug danach Tiefschlaf. Gertrud freute sich riesig über ihre Lebenspartnerin, über die warme Wohnung, das gute Essen, über den Fahrradladen und die Freundinnen. Gertrud saß neben ihrer Partnerin im Theater, gemeinsam aufmerksam, sie ging mit ihrer Partnerin über den Markt und bekam Hunger, sie starb ein bisschen in sanften, vertrauten Umarmungen in der Bettwäsche der Mutter der Partnerin.

Es war ruhig und richtig.

Die weißen Bestien tigerten weiterhin durch Gertruds Innenwelt, sie würden sich nicht mehr verdrängen lassen von Worten, wie wahr auch immer. Die Bestien würden mit der Zeit unruhig werden, weil sie sich nach Streifzügen auf Manus Gesicht sehnten.

Die Bestien gaben dem ruhigen und richtigen Leben eine exklusive Note.

Gertrud war speziell ab jetzt.

Gertrud war an ihren Orten und war dabei entrückt.

Gertrud war mächtig. Nach zwei Monaten zu Hause klingelte es spätabends. Die Lebenspartnerin führte Manu mit Tramperrucksack herein.

»Liebe, wer ist Manu?«

Diese Frage zum Blick Manus, die sich auf ihre Geschenke freut, schlägt ein.

Gertrud verliert den Halt.

»Ich habe Semesterferien, darf ich bei dir schlafen?«

Gertrud heult haltlos.

Die Lebenspartnerin hält sich besser. Sie bringt Manu zur Exfreundin für diese Nacht und verlangt Gertrud das fällige Gespräch ab.

Nach bösen Worten und schweigsamen Tagen weiß die Lebenspartnerin: Manu geht nicht weg. Und wenn sie ans Ende der Welt geht, sie geht nicht weg. Sie ist unheilbar.

Die Lebenspartnerin zieht zur Exfreundin.

Manu und Gertrud schleichen sich betreten in der leeren Wohnung an diese Sache heran, die sie beide miteinander machen können.

Die Lebenspartnerin kommt zurück, Manu zieht zur Exfreundin. Halb zur Exfreundin und halb zu Gertrud und der Lebenspartnerin. Die Lebenspartnerin bekommt Bier und Suppe bei der Exfreundin, wenn Gertrud und Manu mit ihren wilden Bestien tollen.

Das ist ein wankendes, präkatastrophales Gleichgewicht. Für den Moment ist es gut.

Abweichend anbeten:

Kathy

Alter: 30 | Beruf: Biologin |
Wohnort: Berlin

Er tanzte sich an mich ran, es war unübersehbar. Er war auf der Tanzfläche und ich stand am Rand, im Dunkeln sozusagen, während er lila Lichtflecken auf der Stirn hatte, aber er tanzte sich an mich ran. Jungs, die beim Tanzen das Becken bewegen. Er trug ein weißes Sweatshirt, das seine Schultern betonte und zeigte, wie flach sein Bauch war. Er trug außerdem sein blondes Haar halblang, zwei silberne Ringe an der rechten Hand (was ich jetzt nicht sah, aber wusste), und eine Bluejeans an langen Beinen.

Meine beiden Freundinnen neben mir kicherten. Ziemlich peinlich. Wir standen im Dunkeln, wie gesagt, aber wenn sie sich krümmten vor Lachen, mit der Hand vorm Mund – wer sollte das nicht bemerken. Und unauffällig waren wir ja nicht – Anja und ich blondes, Suna blauschwarzes Haar, so lang, dass es uns auf den Brustwarzen lag, wenn wir es nicht zurückwarfen, und es war nicht so, dass unsere Brüste einen zusätzlichen Blickfang benötigten.

Komm, geh hin, komm, tanz einfach ein bisschen, er kommt dann schon zu dir – nein, bleib bloß hier, er soll dich auffordern – ach was, geh doch mal ein bisschen auf ihn zu, der traut sich doch nicht – wenn er sich nicht traut, ist er's nicht wert – komm, selbst ist die Frau, ran an den Mann – hey, lass ihn bitten, und dann sag, du möchtest nicht tanzen, später vielleicht.

Suna und Anja redeten durcheinander, während sie abwechselnd an ihren Campari-Orange und ihren Zigaretten nuckelten, wobei sie Lipgloss dickschichtig an Glasrand und Filter schmierten.

Anja und Suna sahen provokativ zu ihm hin, sie zogen den Bauch ein und drückten ihre Brüste nach vorn, sie standen Hüfte an Hüfte, sie ließen ihre Zungen an den Strohhalmen ihrer Drinks lecken, während sie provokant zu ihm hinsahen. Wir haben was, was du nicht hast, und es heißt Kathy.

Hinter ihm standen die Jungs. Die Jungs wollten auch wissen, ob hier noch was ginge, heute. Auf jeden Fall ich und er, aber vielleicht auch was mit Anja und Suna. Die Jungs bewegten die Füße im Rhythmus, oder fast. Er war der Einzige, der sein Becken kreisen ließ. Etwas.

Unter den Jungs gab es einen, den Anja letzte Woche abserviert hatte. Ihm lag der Liebeskummer noch schwer auf den Schultern. Suna hatte bisher keiner gehabt, würde so schnell auch keiner kriegen, was sie aber allesamt nicht glauben konnten, wenn sie so offensiv flirtete, dass man als Kerl wirklich ganz automatisch nach dem Kondom in der Hosentasche tastete – sie wussten nicht, wie weit ihre Kondome von Suna entfernt waren. Sie wussten auch nicht, dass niemals einer mit Kondom mit Suna schlafen würde, weil es nur einen geben würde, den Richtigen, irgendwann und der bräuchte kein Kondom, der hätte das im Gefühl. (Suuuna! – Wir schlugen die Hände überm Kopf zusammen, aber so war sie.)

Anja nahm mich an die Hand und zog mich auf die Tanzfläche. Suna verdrehte die Augen.

Die Jungs zogen den Kreis enger. Anja und ich schwangen unsere Hüften, dass einem wahrscheinlich schwindlig wurde beim Zuschauen. Die Jungs bekamen glasige Blicke. Anja warf ihr Haar zurück und traf einen im Auge damit, der ihr zu nahe gekommen war, er hielt sich die Hand vors Gesicht, es wurde gelacht.

Er raffte sich auf. Er straffte die Schultern und tanzte sich an uns ran. Er lächelte. Für mich und für Anja. Er beugte sich zu Anja. Er fragte, ob er störe. So was gefiel uns, wenn sie Anstand hatten, die Typen, und uns Freundinnen fragten. Sie wussten ja auch, dass wir es ihnen sonst vermasselten. Wenn sie klug waren. Ich tanzte mit ihm. Es liefen langsame Lieder, ich wusste, das hatten Suna und Anja veranlasst. Wir tanzten, er roch herb und rein, ich mochte, wie er roch. Seine Hand war trocken, als er sie mir auf den Arm legte, ganz sacht. Wir sahen uns in die Augen. Seine: braun. Meine: blau, klar. Er hatte volle Lippen, und er lächelte. Er beugte sich zu mir vor (sein Atem war angenehm warm) und sagte mir, dass ich gut tanzte. Ich bedankte mich. Er lächelte. Er beugte sich noch einmal vor und sagte mir, dass er mein T-Shirt möge. Ich bedankte mich. Wir tanzten, ich sah Anja und Suna am Rand, die kicherten und die Daumen nach oben hielten – peinlich.

Es war schön, er war schön (ich sowieso), und ich sprach im Geist englische Vokabeln. Das kann man keinem erzählen, wenn man 16 ist. Dass man Samstagabend, während man mit einem der heißesten Jungs der Schule tanzt, im Geiste englische Vokabeln spricht.

Ihm kam es zugute, es machte mich an, Englischvokabeln zu denken. Deshalb küsste ich ihn auch später (später natürlich, wir küssten niemals Jungs in der Disco). Später, vor meiner Haustür – er hatte mich nach Hause gebracht. (»Na dann«, hatte Suna gesagt, »du gehst ja wahrscheinlich mit Christian«, er hatte genickt.)

Ich küsste ihn vor meiner Haustür (nicht direkt davor, dann ginge nämlich die Lichtschranke an und alle Nachbarn könnten uns sehen), ich küsste ihn unter einer Kastanie, ein paar Meter vor der Einfahrt zu unserem Haus.

Ich küsste ihn und konjugierte dabei englische Verben – ich weiß nicht mehr, welche, ich konjugierte andauernd englische Verben in dieser Zeit.

Ich stellte mir vor, meine Englischlehrerin hörte mir zu beim Konjugieren der Verben – ich konjugierte für sie, während er mich küsste.

Sie war Ende vierzig mindestens, vielleicht sogar noch älter (vielleicht auch jünger). Sie hatte schon graue Haare, sie trug sie halblang, sie lagen leicht wellig. Sie kam niemals in Hosen zur Schule. Sie besaß Kostüme in Grau-, Blau- und Grüntönen mit Röcken, die eng anliegend bis übers Knie gingen. Im Winter trug sie dunkelrote Handschuhe aus dünnem Leder, die sie erst im Klassenzimmer ablegte. Seine Zunge war ziemlich groß und nicht sehr behände, ich denke, er wollte nicht aufdringlich sein. Ich war in meine Englischlehrerin verliebt, was wirklich mehr als peinlich war. Sie war nicht sonderlich hübsch – sie war wie gesagt Ende vierzig, sie war auch nicht sonderlich nett, schroff eher, sie trug diese abgedrehten Kostüme und sie war – ich weiß, das ist bereits klar geworden, aber ich muss es noch einmal erwähnen –, sie war eine Frau. Und ich war ja auch eine Frau. Beziehungsweise auf dem Weg dorthin.

Es gab in unserer Schule ein paar schwule Jungs, was kaum einen störte. Lesbische Mädchen gab es nicht. Aber es gab ein Café, in dem sich Lesben trafen, da ging ich im Sommer manchmal dran vorbei, ganz langsam. Ich muss sagen, das reizte mich überhaupt nicht. Diese kurzhaarigen alten Frauen in langweiligen Klamotten und die gepiercten Mädchen – mich reizte das alles überhaupt nicht. Ich wollte auch nicht Anja oder Suna küssen, obwohl die beiden wirklich schön waren. Ich konnte nicht lesbisch sein.

Ich war so verliebt in meine Englischlehrerin, dass es mich krank machte.

Einmal hatte sie, weil wir sie wohl nervten, gesagt, wenn man uns erlebe, könne man sich fast die Prügelstrafe wieder herbeiwünschen, und ab dem Moment war es mit mir vorbei.

Ich war wirklich krank die nächsten Tage. Vielleicht auch nicht, aber ich lag schwindelig und heißköpfig im Bett, was meine Mutter akzeptierte. Meine Mutter machte sich sogar Sorgen am dritten Tag, den ich verschlafen hatte, weswegen ich am vierten Tag wieder aufstand. Ich wollte auf keinen Fall zum Arzt, denn es stimmte ja nicht, dass ich drei Tage lang geschlafen hatte. Ich war wach gewesen oder zumindest etwas Ähnliches. Ich hatte drei Tage lang im Bett gelegen und geträumt, meine Englischlehrerin würde mich mit einem Rohrstock züchtigen, danach küsste ich ihre behandschuhte Hand. Ich hatte in irgendeiner Geschichte aus einer lang vergangenen Zeit gelesen – es ist Jahre her, aber ich vergesse es nicht –, dass ein Junge von seinem Lehrer gezüchtigt wurde und ihm anschließend die Hand zum Dank küssen musste.

Ich lag im Bett im Rohrstockwahn und murmelte »Frau Ritter«.

Ich ging nach dem Discobesuch fest mit Christian. Er spielte in einer Band, ich in der Theater-AG, wir waren beide im Leichtathletikkurs.

Er war ruhig. Er war freundlich. Wir gingen ins Kino, in Cafés und in die Disco. Zu den Partys, natürlich. Da gingen wir zusammen hin, er half mir aus dem Mantel oder der Jacke, er holte mir ein Glas Campari-Orange, er legte seinen Arm um meine Schultern, während wir das Wohnzimmer irgendwelcher abwesenden Eltern betraten. Das war alles gut. Abends, wenn er mich wieder zu Hause abgeliefert hatte, träumte ich von meiner Englischlehrerin. Wie es wäre, sie privat zu treffen, ich kannte sie ja gar nicht. Katastrophal wäre es, sie privat zu treffen, worüber sollten wir reden.

Ich habe meine Englischhausaufgaben absichtlich andauernd vergessen. Manchen Lehrern entgeht so etwas ja, aber sie merkte es immer und man konnte ihr nicht mit Ausreden kommen. Ich habe die Hausaufgaben absichtlich nicht gemacht, weil ich wusste, dass ich dann irgendwann bei ihr nachsitzen müsste. In der konkreten Situation, im Unterricht, wenn sie mich aufrief, wenn sie sagte: »Katharina, your exercises, please!«, fand ich den Plan schon nicht mehr so gut. Man konnte einfach nicht souverän bleiben, wenn sie einen abkanzelte. Niemand konnte das. Bei anderen Lehrern war das kein Problem, zu meinem Deutschlehrer sagte ich oft Sachen wie: »Ich hatte leider keine Zeit für die Hausaufgaben. Ich wollte sie machen, aber dann brauchten meine Nägel so lange zum Trocknen und ich kam nicht mehr dazu.« Alle lachten dann und er war der Situation nicht gewachsen.

Was den Englischunterricht anbelangte, so waren stets wir es, die der Situation nicht gewachsen waren.

Ich grübelte Stunden über diesen Zwiespalt, in dem ich mich befand. Wenn ich die Hausaufgaben kontinuierlich vergaß, brachte mir das über kurz oder lang sicher eine Stunde wertvollen Nachsitzens ein, in der ich ganz allein mit ihr war. Wenn ich ihr aber stotternd zu erklären versuchte, warum ich meine Hausaufgaben nicht gemacht hatte, und sie die linke Augenbraue hochzog und mir riet, über meine Prioritäten nachzudenken, denn mein Englisch sei keinesfalls so gut, wie ich offensichtlich in pubertärer Selbstüberschätzung annähme, und wenn nur deshalb keiner lachte, weil alle mich mochten und es jedem jeden Moment genauso ergehen konnte, dann fragte ich mich, wie gut ein Plan sei, der dazu führte, dass ich mich vor Frau Ritter lächerlich machte.

Ich ging mit Anja und Suna Klamotten kaufen. Wir wussten, was den Jungs gefiel. Ich wusste allerdings überhaupt nicht, was meiner Englischlehrerin gefiel.

Ich wusste ganz generell nicht, ob Frauen, wenn ihnen Frauen gefallen, solche gefallen, die Röcke tragen, oder eher welche in Jeans und Hemden. Ich wusste natürlich vor allen Dingen nicht, ob Frau Ritter Frauen überhaupt gefielen. Wahrscheinlich nicht, ich meine, wie vielen Frauen gefallen schon Frauen. Andererseits war sie alleinstehend, man wusste nichts von Kindern oder einem Exmann und es sagte einmal jemand: »Die ist bestimmt lesbisch!«

»Oder frigide«, ergänzte jemand anderes, ein dicklicher Junge aus unserer Klasse.

»Du doch sicher auch, sonst würdest du nicht so viel fressen, oder?«, entgegnete ich.

Alle lachten, der Junge hasste mich sowieso schon und ich war echt wütend. Frau Ritter konnte unmöglich frigide sein, wenn sie seit einem Dreivierteljahr dafür sorgte, dass ich dieses Rauschen im Unterleib hatte, das, sah ich sie, meinen gesamten Körper einnahm.

Das mit dem Nachsitzen klappte. Es war allerdings überhaupt nicht zielführend, wobei übrigens unklar ist, was mein Ziel gewesen wäre.

Sie korrigierte Klassenarbeiten, während ich einen Aufsatz schrieb, in dem es um Faulheit und ihre möglichen Folgen ging, anhand von Beispielen aus meinem persönlichen Leben, aus Kunst und Medien.

Sie trug das graue Kostüm, sah kaum jemals auf, ich konnte mich nicht konzentrieren und fand mich selbst extrem unattraktiv. Einmal starrte ich sie so lange an, ohne etwas zu denken, bloß das Rauschen in meinem Körper genießend, bis sie aufblickte und fragte: »Kann ich etwas für dich tun, Katharina?« Ich schüttelte den Kopf und schrieb weiter. Ich fand diese Formulierung – »Kann ich etwas für dich tun, Katharina« – umwerfend nett. Tagelang murmelte ich mich abends mit diesen Worten in den Schlaf.

Ich verbrachte einen Sommer mit Christian, der fröhlich und schön war. Es kamen die großen Ferien, vor denen ich Angst hatte, weil ich nicht wusste, wie ich sechs Wochen ohne Frau Ritter überleben sollte, aber es ging besser als gedacht. Es war wirklich entspannend, sie nicht ständig vor der Nase zu haben. Manchmal ist es großartig, ein Rauschen im ganzen Körper mit sich herumzutragen, aber manchmal ist es auch wirklich herrlich, seine Ruhe zu haben. Und sich selbst endlich wieder richtig toll zu finden. Ich meine, ich sah wirklich gut aus, damals, so wie sich die Jungs ein 16-jähriges Mädchen wünschten (und die älteren Männer sowieso). Ich war halbwegs gut in der Schule, ich war sportlich, meine Eltern verdienten nicht schlecht, ich hatte zwei tolle hübsche Freundinnen und einen tollen hübschen Freund. Alle mochten mich, bloß ich selbst hatte während dem Schuljahr fast damit aufgehört, weil ich mich, sah ich mich mit Frau Ritters Augen, absolut ungenügend fand für was auch immer.

Ich wusste, es gab viele Jungs, die mich gerne geküsst hätten in dieser Zeit, aber ich verzehrte mich nach einem Kuss meiner Lehrerin, einem einzigen nur, der mich auf der Stelle über eine Schwelle gehoben und in eine Auserwählte verwandelt hätte.

Während der Sommerferien wich sie mir ein bisschen aus dem Blut. Nachts hatte ich sie weiterhin vor mir, war ihr ganz nah, vertraute ihr meine Liebe an oder ließ sie mich mit dem Rohrstock züchtigen (wovon mir schlecht wurde, weil ich es so abartig fand). Es war ein bisschen wie Fastfood essen. Ich malte mir Frau Ritter aus, ihre Gestalt, ihre Miene, ihre Hände. Ich fügte den Rohrstock hinzu, ihre kühle Stimme, den Gang, den ich von meinem Platz bis hin zu ihrem Pult zurücklegte (wir waren allein im Raum), ihre plötzliche Nähe (sie roch nach Lavendel, aber nur ein bisschen), ihre Lippen, die ich für mein Leben gern küssen wollte; ich träumte diese

Bewegung, mit der ich unter ihrem Blick meinen Oberkörper über ihr Pult schob, meine Arme auflegte, ich träumte, wie ihre Hände, deren Berührungen mich schwindelig machten, meinen kurzen Sommerrock hochschoben. Spätestens jetzt hatte ich Schmerzen im Unterleib und griff wirklich in glitschig Geschwollenes, wenn ich zwischen meine Beine griff, was ich tat, und ich kam in der Regel nach nur wenigen Hieben, wobei ich mir stets vornahm, auch die Momente nach den Schlägen zu träumen. War mein Orgasmus vorbei, überfiel mich Ekel vor mir selbst (weil das alles wirklich nicht normal war).

Trotz des Ekels genoss ich die Nächte mit Frau Ritter zwischen den Beinen, weil sie mich tagsüber immerhin halbwegs in Ruhe ließ.

Ich war zwei Wochen mit meiner Familie im Baskenland, wo meine kleine Schwester und ich nachts Jungs küssten, während meine Eltern schliefen. Wir hatten beide einen Freund und fühlten uns herrlich verdorben.

Ich kam so braungebrannt zurück, dass Christian mich noch mehr zu lieben schien als zuvor. Wir alle verbrachten die Nachmittage im Schwimmbad, wo Christian und ich uns gegenseitig mit Sonnencreme einrieben, wo wir Zigaretten rauchten, wenn wir aus dem Wasser kamen, was wunderbar sommerlich schmeckte, das Nikotin nach dem Chlor, wir sprangen kopfüber vom Drei-Meter-Turm (ich stellte mir Frau Ritter vor, die mir bewundernd zusah – dabei würde sie sicher kein Schwimmbad aufsuchen).

Anja, Suna und ich übernachteten fast immer beieinander und verbrachten fast jede Sekunde des Tages zu dritt. Bis Anja einen neuen Freund hatte und rar wurde. Wir verurteilten sie.

Ich mochte Christians Chlorwasserküsse. Ich mochte seine Küsse unter Wasser, sein Haar, wenn es hellalgig nach oben strebte und ich hineingriff und es so unglaublich weich war.

Ich mochte auch seine sonnenheiße, sonnenmilchschmierige Haut, die an meiner entlangrutschte, wenn wir im Gras knutschten. Ich hatte bloß ein ungutes Gefühl bei der permanenten Härte zwischen seinen Beinen, ich wusste, worauf das hinauslief.

Wir verbrachten Abende auf dem Marktplatz, am Brunnen mit Erdbeer- oder Kokoseis auf den Zungen, sehr chemisch.

Wir grillten in sturmfreien Gärten. Suna, ich, Anja und ihr neuer Freund, der andauernd an ihr hing, saßen im Gras, das wir mit unseren nackten Zehen ausrissen, während sich unsere Fersen in die feuchte Erde bohrten, hörten der Musik aus dem Wohnzimmer zu, rauchten und sprachen über dies und das. Ich lernte neue Leute kennen, Jungs setzten sich zu uns, und wenn sie allzu sehr in meinem Anblick versanken, kam Christian, ganz locker, schlenderte zu uns rüber, legte eine abendkühle Hand auf meine Schulter, die vielleicht etwas verbrannt war vom Tag im Schwimmbad, hockte sich in seinen unten fransigen Bluejeans neben mich, so dass seine Haarspitzen meine Nase kitzelten, fragte, ob er mir etwas zu trinken bringen sollte, lächelte in die Runde und ging wieder, ohne sich umzudrehen. Dezente Demonstration eines Besitzanspruches, höflich.

Christian verstand nicht, warum ich bei meinen Freundinnen übernachten konnte, aber nicht bei ihm. Ich sagte, es läge an meinen Eltern, was nicht stimmte, er sagte: »Sag ihnen, du bist bei Suna, wenn du bei mir bist«. Es ließ sich nicht länger aufhalten.

Ich schlief bei ihm, als seine Eltern in ihrem Wochenendhaus in Holland waren und die kleine Schwester im Ferienlager. Wir saßen in seinem Zimmer, hörten grungige Musik aus den Charts, rauchten Zigaretten, tranken Eistee, redeten über die anderen, küssten uns, was ja normal war, streichelten uns, was auch halbwegs normal war, er sagte, er werde aufpassen, er sei ganz vorsichtig, er habe Kondome, ich brummelte Zustimmendes mit seiner Haut auf der Zunge, er zog mir mein Kleid aus – ich half etwas, ich zog ihm sein T-Shirt aus, weil ich das für angebracht hielt, er fummelte an meinem BH herum und atmete dabei schon viel lauter als sonst, ich schälte mich aus dem Ding, er sah meine Brüste und atmete noch lauter, er fasste sie an und war ganz sanft und ich spürte kaum etwas, ich machte mich an seiner Hose zu schaffen, er legte sich auf mich, steinhart durch seine Shorts und meinen Slip hindurch, er küsste mich, viel gieriger als sonst, er hatte ganz viel Wasser im Mund, er berührte meinen Busen so doll, dass es weh tat, ich sagte Au, er sagte Entschuldigung, er rollte zur Seite, ich auf ihn, weil ich das für angebracht hielt, wir rieben uns die Unterhosen vom Leib, er fischte ein Kondom aus seinem Nachttisch, da waren ganz viele, ich riss es mit den Zähnen auf, Pornogirl, ich zog es ihm über, ich leckte dabei an ihm und er schmeckte nicht gut, ein bisschen faulig, ich hatte Haare im Mund und er atmete so laut und lag wieder auf mir und berührte mich zwischen den Beinen, behutsam, aber es tat trotzdem weh und er stöhnte laut direkt an meinem Ohr und er küsste mein Gesicht mit ganz viel Wasser im Mund und einer schnellen Zunge, er drang in mich ein, was stechend höllisch heftig wehtat, dabei war er ganz behutsam und er entschuldigte sich andauernd, fragte aber nicht, ob er aufhören sollte, und ich sagte nichts, es ließ sich ja eh nicht mehr aufhalten, er bewegte sich in mir und es tat so weh und er stöhnte so laut, dass ich mich einfach nicht auf Frau Ritter konzentrieren konnte, und dann krümmte er sich, was albern aussah, und fiel matt auf mich und war wirklich schwer und wurde aber weniger in mir und zog sich dann ganz zurück, rollte sich wieder neben mich, vergrub sein Gesicht in meinem Haar an meinem Hals und atmete immer noch so laut.

Anja und Suna waren beeindruckt, als ich es ihnen erzählte. Anja sagte, es sei an der Zeit gewesen, Suna glaubte, er sei der Richtige, ich sagte, »es war ganz okay«, und sie fanden mich beide cool.

Christian war jetzt anders als früher, viel zutraulicher und immer auf Körperkontakt aus.

Es ließ sich nicht vermeiden, dass wir das Miteinanderschlafen wiederholten, nicht so oft, wie er wollte, aber schon oft, auch draußen, im Grünen, nachmittags und im Schwimmbad nachts und auch einmal vormittags in der Umkleidekabine. Ich fand das alles theoretisch sehr aufregend, auch erotisch und romantisch, aber am Ende des Sommers verließ ich ihn.

Wir hatten wieder fünf Stunden Englisch die Woche bei Frau Ritter, die auch über den Sommer braun geworden war, was sich erstaunlich lange hielt. Ich konnte mich gar nicht mehr daran erinnern, wie ihr im Vorjahr die Farbe gemächlich aus dem Gesicht gewichen war.

Im Herbst suchte ich ihre Nummer im Telefonbuch und erschrak, als ich sie fand. Ich nahm meinen roten Lipliner (den ich nie benutzte, er war röter als gedacht) und unterstrich damit ihren Namen. Es war eine ziemlich schmierige Hervorhebung, die an meinen Fingern haften blieb und an den anderen Seiten sowieso – »was ist denn mit dem Telefonbuch passiert«, rief mein Vater irgendwann, ich riss die Seite aus, es musste wirklich keiner merken, was mit unserem Telefonbuch passiert war – »was ist denn mit unserem Telefonbuch passiert«, fragte mein Vater irgendwann noch später, »wo sind denn die Ri's hin«. Die Ri's befanden sich zusammengefaltet in meinem Tagebuch, in dem es von Ri's bereits nur so wimmelte, und ich nahm sie jeden Abend mit ins Bett.

Die Tatsache, dass ihr Name mit einer Adresse und einer Nummer im Telefonbuch verzeichnet war, machte aus ihr einen Menschen, der mehr war als eine Englischlehrerin in vorwiegend grauen Kostümen. Die gedruckte Telefonnummer nebst Anschrift bewies, dass sie ein Leben jenseits der Unterrichtsstunden führte, dass sie auch dann noch existierte, wenn sie das Schulgebäude verließ, dass sie ein Privatleben, somit auch private Gedanken, Gefühle, Sorgen und Freuden hatte. Sich in seine Englischlehrerin zu verlieben erschien mir wirklich völlig abartig, aber in irgendeine Frau, deren Nummer und Adresse im Telefonbuch zu lesen waren wie die von tausenden anderen auch, in so eine Frau sich zu verlieben – das war ein Drittel weniger abartig, denn die Abartigkeit meines Begehrens setzte sich zusammen aus erstens der Liebe zu einer Frau, zweitens der Liebe zu einem viel älteren Menschen und drittens der Liebe zu einer Lehrkraft.

Ich träumte jetzt davon, bei ihr zu Hause zu sein – ihre Wohnung richtete ich täglich neu ein –, wo ich mich über einen großen Esstisch beugte oder auf einem langen Sofa abstützte, während sie mir den Po versohlte, danach auf meiner wunden Haut ihre Hand ruhen ließ, die ich anschließend küsste.

Ich träumte von Nachhilfestunden bei ihr zu Hause. Wobei sie mich ohrfeigte und ich schon wieder ihre Hand küsste, mein Kuss folgte direkt auf ihren Schlag, mal blieb ich sitzen dabei, mal kniete ich vor ihr nieder.

Christian sprach nicht mehr mit mir, und ich glaube, er lästerte mit seinen Freunden über mich, wenn ich an ihnen vorbeiging.

Suna und Anja verstanden nicht, was ich gegen Christian hatte, sie glaubten eine Zeit lang, ich hätte mich heimlich in jemand anderen verliebt (womit sie recht hatten), aber dann tauchte kein Typ an meiner Seite auf und sie verwarfen den Gedanken. Wir sahen uns sowieso seltener, weil Anja jetzt richtig fest mit ihrem Sommerfreund zusammen war und mit ihm abendelang zu Hause rumhing, und Suna plante, nach dem Abitur nach Istanbul auszuwandern, seit sie in den Herbstferien dort gewesen war.

Im Winter wählte ich ihre Nummer. Sie ging fast sofort ran, ich erschrak und legte auf. Ich hatte mich gar nicht auf ihre Stimme konzentriert vor lauter Schreck. Ich rief am nächsten Tag noch einmal an, diesmal darauf gefasst, dass sie abnahm, und hörte sie fragend »Ritter« sagen, dann legte ich auf. Ihre Stimme klang anders als im Klassenzimmer, ruhiger, sie hatte kein Publikum und musste sich nicht wehren. Ich dachte plötzlich, sie könnte verletzbar sein.

Ich rief den Dezember über alle paar Tage an, Silvester schwor ich mir, damit aufzuhören – wenn ich mir vorstellte, sie würde herausfinden, dass ich das war, die sie anrief, ohne etwas zu sagen, wurde mir schlecht.

Über die Weihnachtsferien entfiel mir ihr Gesicht mehr und mehr, was mich panisch machte – heute könnte ich mit meinem Handy heimliche Fotos von ihr schießen, so viele ich wollte.

Christian redete wieder mit mir und er fand, unsere Trennung sei ein Irrtum gewesen, er sprach von Seelenverwandtschaft. Mein Rückzug war einsilbig.

Ich ging in einer Nachbarstadt – ich lebte im Ruhrgebiet – zu einem Treffen für junge Lesben. Aber das hatte nichts mit mir zu tun. Ich war nicht in meine beste Freundin verliebt, auch nicht in meine Cousine, ich sehnte mich nicht nach Berührungen, die zärtlicher waren als die von Männern, ich mochte keine ungeschminkten Frauen mit kurzen Haaren. Ich fand es reizlos, wenn sich in dieser Gruppe zwei junge Mädchen küssten, die fast gleich aussahen.

Ich träumte davon, wie mich Frau Ritter schlug, ins Gesicht und auf den Po, dann strich sie darüber – weiter durfte man nicht denken.

Im Frühling harrte ich vor dem Haus aus, in dem sich ihre Wohnung befand, ich wusste nicht, in welchem Stockwerk sie wohnte, ich malte mir aus, sie sei eine der verschwommenen Gestalten, die ab und zu an den erleuchteten Fenstern vorbeigingen, und ich hatte keine Vorstellung davon, was sie nach der Schule wohl machen könnte. Ich schwänzte manchmal die letzte Stunde, fuhr zu ihrem Haus und wartete zwischen ein paar Bäumen, in der Nähe, bis sie eine knappe Stunde später kam. Manchmal sah ich sie ihr Auto parken, einen roten Ford Ka, immer sah ich sie, in einem eleganten schwarzen Mantel eiligen Schrittes, ihren Schlüssel in der einen, ihre Aktentasche in der anderen Hand – ich hätte sie ihr gern abgenommen.

Es wäre schrecklich gewesen, von ihr entdeckt zu werden, sie hätte gefragt, warum ich nicht in der Schule sei, es wäre schrecklich gewesen.

Suna und Anja speiste ich mit unglaubwürdigen Ausreden ab, wenn sie wissen wollten, warum ich die letzte Stunde schwänzte oder abends nicht zu erreichen war. Sie spürten in meiner Geheimnistuerei eine Verachtung, wo es eigentlich nur Sprachlosigkeit gab, was uns einander nicht gerade näherbrachte. Suna freundete sich mit einer Kolumbianerin an, die neu in unserer Klasse war. Sie sagten, Deutschland sei rassistisch. Anja ging in ihrem Pärchenleben auf und mich hinderte keiner daran, aus Versehen zu vereinsamen.

Ich war besessen von Frau Ritter und ich konnte es niemandem sagen. Ich ging tagelang fast wortlos durch meinen Alltag, ich versank unter dem Stoff ihrer Kostüme, der Textur ihres Haares, dem Klang ihrer Stimme, dem Schmerz durch den gedachten Rohrstock. Ich aß wenig und lief wie eine Irre, ich hoffte, etwas von dem Rauschen in meinem Unterleib beim Laufen auszuschwitzen, mir den Kopf frei joggen, vor ihr wegrennen zu können.

Wenn ich ihr sagen könnte, dass ich sie liebte, ich spielte das hundertfach durch. In der Schule ginge es auf keinen Fall, aber bei ihr zu Hause. Ich müsste allerdings erst woanders klingeln, um überhaupt in das Haus und bis zu ihrer Wohnungstür zu gelangen, ich wollte ihr kein Liebesgeständnis durch die Sprechanlage machen. Ich stünde in einem Flur, sie würde die Tür öffnen – vielleicht sah sie anders aus als sonst, sie erwartete kein Publikum, sie musste sich nicht wehren, sie würde sagen: Katharina – was machst du denn hier – und dann.

Die Vorstellung, dass sie mich gegenliebte. Aber was sollte dann geschehen, was sollten wir miteinander anfangen. Die Vorstellung, dass sie mich nicht liebte, wovon auszugehen war, aber mochte vielleicht; die Vorstellung, dass ich sie rührte, die Vorstellung, dass sie sich sorgte, die Vorstellung, mit ihr sprechen zu können, die Vorstellung, sie ab und zu ein oder zwei Stunden für mich allein zu haben.

Die Vorstellung, es ihr zu sagen und endlich all die Tränen zu weinen, die ich sonst nur nachts im Bett leise oder manchmal unter der Dusche loswurde. Und sie nähme mich in ihre Arme. Sie röche nach Lavendel und der Stoff ihres Kostüms wäre rau. Die Vorstellung, in ihren Armen zu sein und endlich sagen zu können, wie sehr ich litt.

Ostern mit meiner Familie in Ägypten. Meine Schwester war frisch verliebt und nervte uns von morgens bis abends mit ihrem Basketballer. Sie bräunte sich fleißig eigens für ihn, sie fragte: »Für wen um Gottes willen willst du denn braun werden, Kathy?« Ich reagierte unangemessen aggressiv auf solche Fragen. Bloß weil mein Gefühl sich nicht auf die klassischen Mädchenobjekte richtete, tat es so weh.

Ich konnte es niemandem sagen und es fraß mich auf.

Im Frühsommer wurde ich im Englischunterricht ohnmächtig. Ich hatte meine Hausaufgaben nicht gemacht – ich war mal wieder auf die Idee mit dem Nachsitzen verfallen und Frau Ritter sah wirklich genervt aus, als sie sagte, dass gerade ich mir diese Schlamperei überhaupt nicht leisten könne, dass ich das später bereuen würde, dass ich offensichtlich zufrieden sei, wenn mein Englisch genüge, um die schnulzigen Lieder der schnulzigen Sänger zu verstehen, dass ich anscheinend zu diesen blöden Hühnern gehörte, die nicht weiter als bis zum Rendez-vous am Abend denken könnten.

Da verschwammen plötzlich die Dinge vor mir, es sirrte, ich hörte Stimmen »Kathy!« rufen und sackte in mich zusammen. Ich hatte wie gesagt wenig gegessen in der Zeit und viel Sport getrieben.

Suna brachte mich zu einem Arzt, der nichts feststellte und die Schulpsychologin wünschte ein Gespräch mit mir.

Ich war so verzweifelt inzwischen, dass ich ihr alles erzählte. Ich konnte gar nicht mehr aufhören, als ich einmal begonnen hatte. Ich erzählte immer wieder dasselbe, ich konnte gar nicht mehr aufhören.

Die Psychologin sagte, das sei nicht so ungewöhnlich, wie ich meinte, sie sprach von Projektionen und Orientierungslosigkeit und dass ich mich doch mal mit Homosexualität und Sadomasochismus auseinandersetzen solle.

Sie schrieb mich für eine Woche krank. Im nächsten Jahr hatten wir eine andere Englischlehrerin.

Inzwischen lebe ich in Berlin, habe mein Studium abgeschlossen, bin dreißig und seit sechs Jahren mit einer Frau zusammen, die manchmal so tut, als unterrichte sie mich.

Ich habe sie auf einer sadomasochistischen Party für Frauen kennengelernt. Ich war mir sicher, hier falsch zu sein, aber ich wusste nicht, wo ich sonst eine Lehrerin finden sollte.

Sabine ist 17 Jahre älter als ich und fand mich sofort bezaubernd. Sie hatte Lust, mich zu unterrichten. Sie kam einmal die Woche für neunzig Minuten zu mir. Wir berührten uns nicht, wir küssten uns nicht und wir sprachen nicht außerhalb unserer jeweiligen Rollen miteinander.

Sie unterrichtete mich in Französisch. Nach ein paar Monaten gestand ich ihr meine Liebe. Die Lehrerin vögelte einige Wochen ihre Schülerin, dann vögelte Sabine Katharina. Sabine machte mir auch Schläge außerhalb von Schulszenarien schmackhaft, sowie das Schmachten für ihre reale Person. Manchmal verwandelt sie sich trotzdem wieder, mal in eine Prügel-Lehrerin aus einem viktorianischen Internat, mal in eine drakonische Lehrerin aus einer Besserungsanstalt für gefallene Mädchen, mal in eine Professorin, mal in ein einfühlsames Wunderwesen. Seit wir zusammenwohnen, werden diese Spiele komplizierter, die nötige Distanz lässt sich schwerer herstellen. Meine jeweilige Lehrerin fährt nach den abendlichen Unterrichtsstunden zu einer Freundin, bei der sie in Ruhe ein Bad nimmt, etwas isst, dann kommt sie als Sabine wieder zu mir nach Hause.

Seit zwei Monaten bin ich schwanger. Ich freue mich sehr auf unser Kind, aber ich fürchte um unsere Schulspiele. Vielleicht werde ich ja wirklich erwachsen, wenn ich Mutter werde. Vielleicht auch nicht.

Am Anfang, vielleicht:

Anja

Alter: 32 | Beruf: Juristin | Wohnort: Köln | Sternzeichen: Zwillinge | Lieblingsessen: Pasta | Lieblingsgetränk: Kräuterbionade | Beziehungsleben: frisch verliebt

Ich weiß nicht, ob ich die Richtige bin für ein Buch über SM. Ich weiß nämlich noch gar nicht, ob ich SMerin bin. Ich glaube eigentlich eher, dass ich es nicht bin. Na gut, aber Lust auf Schmerzen habe ich gerade schon.

Das ist aber alles ganz neu für mich. Ich habe bislang überhaupt nichts mit SM zu tun gehabt. Vor drei Monaten habe ich auf einer Party von einer Freundin Jens kennengelernt und mich auf der Stelle in ihn verliebt. Er ist auch Jurist, aber er war irgendwie ganz anders als die anderen auf der Party. Nicht so aufgedreht, nicht arrogant oder angeberisch. Er hat nicht diesen Drang, sich ständig zu profilieren. Er hat auch noch ein paar andere Sachen als seine Karriere im Kopf.

Als die Party langsam ausklang, sind wir draußen ein Stück zusammen gegangen, auf der Suche nach Taxis. Und haben dann spontan beschlossen, doch noch irgendwo was zu trinken. Naja, und dann haben wir uns ein Taxi geteilt, obwohl er in die entgegengesetzte Richtung musste, und uns das irgendwie so ganz blöd praktisch geredet, dass das eigentlich ganz optimal sei, so, wer weiß, wann das nächste freie Taxi gekommen wäre, blablabla. Es lief natürlich darauf hinaus, dass ich ihn mit nach oben genommen habe. Was ich eigentlich nicht so schnell tue. Aber der Sex mit ihm war großartig, er war irrsinnig zärtlich, aufmerksam und einfühlsam – ich hatte ehrlich gesagt den geilsten Orgasmus meines Lebens.

Am nächsten Morgen haben wir zusammen gefrühstückt und sind dann gleich wieder zurück ins Bett gekrabbelt.

Das ging ungefähr zwei Wochen so. Wir haben natürlich auch noch andere Dinge gemacht, wir müssen ja beide arbeiten, aber wir haben uns sehr oft gesehen und hatten total viel Sex. Wir haben uns auch unterhalten, aber das Sexuelle stand im Vordergrund. Wobei das bei mir bislang nie so war. Für mich ging Verlieben eigentlich immer stark über das Emotionale, über Gespräche, weniger über Sex.

Nach zwei Wochen jedenfalls hat er abends im Bett plötzlich ein sehr ernstes, nachdenkliches Gesicht gemacht und gesagt, er müsse mit mir über etwas Wichtiges sprechen. Mir wurde sofort flau im Magen. Ich dachte, okay, jetzt sagt er dir, dass er eine Ehefrau hat oder nächste Woche nach Amerika zieht – so was hatte ich ja alles schon. Im nächsten Satz hat er mir gesagt, ich solle ihn bitte nicht falsch verstehen, er habe den Sex mit mir in den letzten zwei Wochen unglaublich genossen. Mir wurde noch schlechter. Na toll, dachte ich, er findet mich super im Bett, aber leider bin ich nicht die Frau, mit der er sich ein Leben vorstellen kann.

Er hat das alles natürlich nicht gesagt. Er hat bloß versucht, mir feinfühlig beizubringen, dass er Sadomasochist ist. Mir ist in dem Moment trotzdem so richtig schlecht geworden vor Angst. Weil für mich eben klar war, dass ich definitiv keine Sadomasochistin bin. Und wenn er das aber braucht, dann hieße das ja wohl, dass wir auf lange Sicht nicht zusammenkommen würden.

Ich reagierte ziemlich blöd, sprang auf, lief im Morgenmantel in die Küche und dann wieder aus der Küche raus ins Wohnzimmer, als er mir nachkam. Ich sagte, glaube ich, so was wie: Alles klar, dann war's das wohl mit uns. Er war erschrocken und warf mir vor, dass ich im Vorbeigehen dieses Große, was zwischen uns sei, über Bord werfen würde. Daraufhin warf ich ihm wiederum vor, dass er mich sicher für eine langweilige Spießerin hielte, mit der der Sex total öde sei. Er fragte mich, ob ich denn ganz ernsthaft den Eindruck gewonnen hätte, dass er sich beim Sex mit mir langweile. Und den Eindruck hatte ich natürlich nicht. Ich wollte aber echt auch nicht in Latexstiefeln in irgendwelchen dunklen Kellerclubs rumhängen und mich blutig schlagen lassen. Er hat mir versucht, klarzumachen, dass es darum überhaupt nicht ginge. Dass er diesen ganzen Fetisch-Kram wirklich nicht bräuchte, dass wir niemals auf SM-Partys gehen müssten und dass er mich natürlich nicht blutig schlagen würde. Ich war trotzdem verschreckt. Er fragte, ob er lieber gehen solle, ich nickte, er zog sich an. Aber als er die Tür hinter sich zuzog, bin ich ihm hinterhergelaufen und bat ihn, doch zu bleiben. Es war gerade so schön zwischen uns, so nah, ich wollte nicht, dass das kaputtgeht.

Wir haben uns die nächsten Tage lange unterhalten und dann ganz sanft angefangen, zu spielen. Er hat mich ein bisschen gefesselt und mir die Augen verbunden. Wir sind an einem Abend draußen spazieren gegangen, ich mit unter dem Mantel gefesselten Händen und verbundenen Augen. Das war irrsinnig schön, weil ich plötzlich dieses wahnsinnige Vertrauen zu ihm gespürt habe und seine Fürsorglichkeit.

Dann hat er mir mal ein paar Klapse auf den Po gegeben und das war auch ziemlich geil.

Momentan machen mir diese Spiele großen Spaß. Aber ich habe auch den Eindruck, dass das sehr soft ist, was wir machen. Ich weiß nicht, ob ihm das nicht irgendwann mal zu wenig sein wird. Und ich weiß nicht, ob ich mir härtere Sachen vorstellen kann. Ich finde es einerseits enorm aufregend, diese ganz neuen Empfindungswelten durch ihn kennenzulernen und ein so außergewöhnlich abwechslungsreiches Sexualleben zu haben mit den besten Orgasmen, die ich jemals hatte. Andererseits finde ich es aber schon auch beängstigend, dass die Art, wie wir Sex haben, für ihn so wichtig ist. Ich habe Angst, dass er mich vielleicht eines Tages verlässt, weil ich sexuell nicht mehr spannend genug bin oder nicht weit genug mit ihm gehen kann.

Selbstbewusst Machträume durchschreiten:

Nora

Alter: 28 | Beruf: Journalistin |
Wohnort: Berlin

Ihr Körper reagierte nicht auf das, was *Bravo* ihm an erotischem Teenager-Geträume offerierte. Sie sei vielleicht asexuell, fürchtete Nora zeitweise.

Dabei war ihr in Wahrheit längst aufgefallen, dass ihr Leib sich durchaus erregen ließ – bloß eben nicht durch die gängigen, von *Bravo* überlieferten Knutschen-im-Sonnenuntergang-am-Meer-Szenarien. Es regte sich etwas, wenn sich eigentlich nichts regen sollte. Ihr altes Tom-Sawyer-Buch schlägt automatisch an den Stellen auf, an denen jemand geschlagen wird.

Dass ihr Faible für Prügel irgendetwas mit Sex zu tun hat, dämmerte Nora relativ schnell. Denn sie verbrachte die Abende, an denen ihre Eltern außer Haus weilten, mit den Pornos, die das Spätabendprogramm zu bieten hatte.

Mit 14 verliebte sich Nora in ihre Reitlehrerin. Sie träumte jahrelang davon, wie die resolute Frau sie schlug.

Gleichzeitig pflegte sie Beziehungen zu gleichaltrigen Jungs, die sie kaltließen. Ihr war klar, dass das, was sie von der Reitlehrerin wollte, erst mit der Volljährigkeit zu haben war. Und sie hatte kein gutes Gefühl bei der Sache.

Mit 16 oder 17 besuchte sie eine Freundin in Berlin. Dabei stieß sie im Stadtmagazin *zitty* unter den Kontaktanzeigen auf eine Sparte mit dem Titel *Harte Welle*.

Was sie dort las, fand Nora vollkommen pervers. Das wollte sie nicht erleben, erst recht nicht sein. Ich probiere das irgendwann einmal aus, nahm sie sich vor, und dann werde ich dermaßen geschockt sein, dass ich für immer geheilt bin von diesen gewalttätigen Fantasien.

Nora ließ sich auf eine Beziehung mit einem Jungen ein, während sich ihre Gedanken lange Zeit über ausschließlich um Frauen drehten. Aber sie war weit davon entfernt, etwas dergestalt Abweichendes in die Tat umzusetzen. Sie hatte auch ganz andere Dinge im Kopf. Die Welt nämlich, Frieden, Gerechtigkeit. Parteiarbeit. Sozialismus für alle statt Orgasmen für sich selbst. Dass Nora zum Studieren nach Berlin zog, lag in erster Linie an ihrem Interesse am Schauplatz der 68er Umbrüche. Rudi Dutschke, Benno Ohnesorg, die Kommune 1. Aber die Vermutung, dass SM sich, wenn überhaupt, dann hier leben ließe, spielte durchaus auch eine Rolle.

Mit zwanzig, im Herbst 2000, fand Nora, es sei an der Zeit, ihrem Privatleben eine Chance zu geben. Der *zitty* entnahm sie, dass sich in den Räumen der Aids-Hilfe ein SM-Gesprächskreis traf. Da ging sie hin.

Das war nett und harmlos und es fand sich ein sympathischer Mann, der sich anbot, sie in die Praxis von alldem einzuweisen. Unumwunden. Ohne lange Vorreden oder ausgefeiltes Verführungsgeschnörkel. Das gefiel Nora. Das wirkte vertrauensbildend auf sie.

Sie trafen sich ein paar Tage später in einem Café und er sagte, komm, lass es uns gleich machen, sonst wachsen deine Erwartungen und Ängste, bis nichts mehr möglich ist.

Im Auto noch klackten Handschellen um Noras dünne Gelenke. Sie kannte diesen Menschen kaum und das hier hätte riskant sein können.

Der Fast-Fremde, nennen wir ihn Paul, hatte einen Freund, weit über sechzig, der wiederum eine Wohnung besaß, deren

Keller er für SM-Partys nutzte. Oder um ihn Freunden für Schäferstündchen zu überlassen. Da fuhren sie hin.

Der 14 Jahre ältere Paul war nett, liebevoll und einfühlsam. Er tat nichts, was Nora nicht wollte. Schlief zum Beispiel auch erst mal nicht mit ihr.

Am Ende dieses Tages hatte Nora zwei Dinge begriffen:

Erstens: Genau das war es, was sie wollte, brauchte, gesucht hatte. Sie würde es wieder tun und es würde diesen Moment nicht geben, in dem die Umsetzung ihrer gewalttätigen Fantasien sie von ebendiesen heilte.

Und zweitens: Das war nicht schlimm. BDSM hatte nichts zu tun mit realer Gewalt, wirklichem Missbrauch, tatsächlicher Unterdrückung. Hier ging es des Weiteren nicht darum, Kriterien von irgendwelchen Normen zu erfüllen. Hier ging es einzig darum, zu tun, was einem Spaß machte, ohne sich zu überfordern.

Der Mann, den wir Paul nennen, nahm Nora mit zu den Partys im Keller ihrer sadomasochistischen Entjungferung. Nora mochte die Menschen, die sich hier einfanden. Das beruhigte sie. Denn es herrschte in ihrem Kopf durchaus die ganz alte Angst vor der Unvereinbarkeit von Sinnenfreuden und Geistesflügen. Nora hatte sich diese Dichotomie zwischen geistiger und leiblicher Sphäre konstruiert, die die Philosophie eine Ewigkeit lang mit sich herumgeschleppt hat und die vom Christentum verfestigt worden war. Jetzt nahm sie mit Freuden zur Kenntnis, dass auch mit Menschen, die sich Gruppensex und Massengeißelungen hingaben, interessante Gespräche zu führen waren.

Aber ihre Angst vor dem Verlust der Ratio schwand trotzdem nicht vollkommen. Sie war froh, Philosophie zu studieren, und nahm sich vor, durch außerordentlich intellektuelle Lektüre einen Gegenpol zu ihren Nächten aus Schmerz und Lust zu setzen, um sich selbst im Gleichgewicht zu halten.

Daraus wurde allerdings nichts. In der Zeit mit Paul, die irgendwo zwischen Affäre und Liebe stattfand, vernachlässigte Nora ihr Studium. Und als Pauls Frau auf die Barrikaden ging, war sie froh, fürs Erste wieder frei zu werden. Ihre Lust sank auf den Nullpunkt, während Nora an den Grundfesten ihres Alltags – Wohnung, Umzug, Wohnung und wirklich auch endlich und richtig das Studium – werkelte.

Zwischen 2002 und 2005 war das Thema Sadomasochismus – und damit auch Sexualität ganz generell, denn das eine geht für sie nicht ohne das andere – aus ihrem Leben verschwunden.

Dann näherte sie sich den Orten ihrer Lust durch die alten Partys, die »perversen« Freunde, wieder an. Mit intellektueller Lektüre im Schlepptau.

Wie das gehe, links zu sein und feministisch, wenn man die Nächte zu männlichen Füßen zubrachte, fragte sich Nora, Alice Schwarzers Satz von der masochistischen Frau als Kollaborateurin des Patriarchats im Kopf.

Sie gab eine Kontaktanzeige auf, und zwar in der *zitty*, in der Rubrik *Harte Welle*, die sie einst schockiert hatte. Die Resonanz war groß.

Nora traf sich mit jemandem, den sie Micha nennt und der ein Jahr blieb. Es war eine Affäre, nichts Festes, Micha hatte bereits eine andere Freundin, die allerdings von SM nichts wissen wollte. Nora glaubte mitunter, in Micha verliebt zu sein. Aber eigentlich, das gestand sie sich auch immer wieder ein, kannte sie ihn überhaupt nicht. Doch genau das hatte seinen Reiz. Nora liebte die Art, wie sie mit ihm SM ausleben konnte, er kannte das richtige Mengenverhältnis von Härte und Sanftheit.

Es war allerdings auch anstrengend mit Micha. Andauernd dachte Nora an ihn und was er mit ihr machte. Sie traute sich nicht, andere Verabredungen zu treffen, weil ja vielleicht

Micha anriefe, um sie zu sehen. Ihre Beziehung bestand zu neunzig Prozent aus Sehnsucht. Nora war angespannt. Die Freiheit, die sie im Dasein als Geliebte witterte, war keine echte.

Dann begann Micha, der sich wirklich gut auf das Zufügen von geilen Schmerzen verstand, Grenzen einzureißen, die wichtig waren. In Konfliktsituationen agierte er seine Wut auf Nora im Spiel aus, wo er sie fertigmachte, ohne sie auffangen zu können. Er schrieb ihr Mails voller tatsächlicher Beleidigungen, und all das hatte nichts mit ihrem Spiel zu tun. Nora war verletzt, Micha entsetzt darüber, wozu er fähig war.

Micha ist Geschichte. Es folgte dieser und jener andere, Nora probierte sich aus. Sie hätte sich auch gerne Frauen submissiv genähert, doch das erwies sich als schwierig. Nora wollte jetzt nicht mehr bloß spielen, sie wollte Ernst machen, mit Beziehung und Liebe, alldem. Also kamen die bisexuellen, bereits gebundenen Frauen für sie genauso wenig in Frage wie die Bindungsträgen. Danach blieben nicht viele übrig.

Inzwischen ist Nora in festen männlichen Händen, deren Eigentümer an dieser Stelle Jan heißt. Und sieht alles etwas entspannter. Dass ihre Lust ihrem Feminismus nicht im Wege steht, ist ihr inzwischen sonnenklar. Denn schließlich ist es die Errungenschaft früherer feministischer Kämpfe, dass Frauen ihre Lust heute frei und selbstbestimmt leben können, ohne sich Normen, Werten oder den Wünschen eines männlichen Gegenübers unterzuordnen. Sich frei für den eigenen Schmerz zu entscheiden und diesen selbstständig zu suchen, das ist durchaus emanzipiert. Wo Frauen unbeirrbar und jenseits aller Zwänge ihre eigenen Orgasmen suchen und pflegen, da sind sie weder Unterdrückte noch Kollaborateure ganz gleich welcher Herrscher.

Über Macht macht sich Nora viele Gedanken, die nicht immer sexueller Natur sind, wenngleich ihr Interesse am Sujet durchaus ihrer Sexualität entspringen könnte. Als Geisteswissenschaftlerin hat sie Bourdieu, Foucault, Deleuze – all die Soziologen und Philosophen der Macht – mit Freude studiert. Und sie ist zu dem Schluss gekommen, dass ihre sadomasochistischen Umtriebe ihrem politischen Engagement durchaus nützlich sind, da sie ihren Blick für Strukturen, für Gesten der Macht und der Herrschaft geschärft haben.

Auch die ängstliche Bemühung, die Hierarchie zwischen sich und ihrem (Spiel)Partner bloß nicht aus dem Schlafzimmer herauskommen zu lassen, hat sie aufgegeben. Sie sieht das jetzt relativ: Richtig ist, was gefällt, und das lässt sich oftmals bloß situativ entscheiden. Die Art, wie sie mit ihrem Partner flirtet, ist durch ihr Machtgefälle geprägt. Manchmal zeigen beide den sadomasochistischen Statusunterschied zwischen sich allerdings ohne die geringsten erotischen Interessen auf. (»Mach doch mal das Licht aus«, »Bring mir doch bitte ein Glas Wasser« ...) Das ist nicht erregend, aber es ist eine Aktualisierung und Bestätigung der besonderen Erotik, die sie beide miteinander pflegen. Und als solche gut, nicht gefährlich.

Jan ist Treffen mit Gleichgesexten ebenso zugeneigt wie Nora, allerdings steht er dem sadomasochistischen Vollzug auf Partys und in Clubs kritisch gegenüber. Prügel und Sex gehören ins Private, findet er, in den Bereich der zweisamen Intimität. Das sieht Nora anders. Sie ist eine der vielen Sadomasochisten, die dem schockartigen Reiz, der durch das Öffentlichmachen des höchst Intimen entsteht, erlegen ist. Gerade ist sie dabei, ihren dominanten Freund in das Spiel mit Publikum einzuweisen.

Dass sie realer Unterdrückung zum Opfer gefallen sei, hat Nora nie geglaubt. Sie stand manchmal morgens unter der Dusche und alles tat weh und sie war so erschöpft – aber ein Kater nach übertriebenem Alkoholgenuss fühlt sich schlimmer an.

Für Nora ist Sadomasochismus nicht bloß eine sexuelle Neigung, ein libidinöser Kick, sondern beachtlicher Bestandteil ihres Lebens. Ihr politisches Denken ist dadurch beeinflusst, ebenso die kurzen Geschichten und Gedichte, die sie – für niemandes Augen bestimmt – niederschreibt, wenn ihr Beruf ihr Luft lässt. Sie liest Romane und Sachbücher mit sadomasochistischem Hintergrund, sie lässt sich von einem befreundeten Fotografen in bizarr-erotischen Posen ablichten, sie hat Bekannte, die sie nie gesehen hat, denen sie aber in einschlägigen Foren lange, persönliche Nachrichten schreibt, die inzwischen für ihr seelisches Gleichgewicht durchaus wichtig geworden sind. Sie besucht Playpartys und Stammtische, sie hat viele Freunde aus der Szene.

Sie hat auch Freunde, die nichts mit SM zu tun haben, aber es werden stetig weniger. Denn in ihrem Beruf hat Nora kaum Gelegenheit, neue Kontakte zu knüpfen. In der sadomasochistischen Szene hingegen schon.

Die Vermengung von beidem, dem SM-fernen Beruf und Freundeskreis mit ihrem sadomasochistischen Leben, vermeidet Nora. Sie hatte zwei Freundinnen von ihrer Submissivität erzählt, die beide weder wohlwollend noch interessiert reagierten. Noras Mutter trägt es mit Fassung, hat bloß Angst, ihre Tochter könnte verletzt werden, doch wer wird schon nicht verletzt.

Nora findet es nicht unproblematisch, Freundschaften zu pflegen, in denen sie über das Besondere ihrer Lust nicht sprechen kann. Sie kann nicht sagen, was sie am Wochenende gemacht hat und wo sie am nächsten Abend sein wird, welches Buch sie gerade liest und was genau das Wesen ihrer Beziehung ausmacht. Überall und immer wieder stößt sie in diesen Freundschaften an Grenzen.

Kurz bevor sie Jan kennenlernte, hat Nora auf einer Vanilla-Party einen durchaus attraktiven Mann getroffen, der reges

Interesse an ihr zeigte. Nora klärte ihn über ihr erotisches Empfinden auf. Er war verhandlungsbereit, er sagte, er könne sich durchaus Dinge wie Fesseln und Ähnliches vorstellen. Aber das war es nicht, was Nora suchte. Das war zu wenig. Nora möchte definitiv nicht mehr auf SM verzichten, nicht in Beziehungen und auch nicht im Bett.

Die großen Gefühle:

Sonja

Alter: 32 | Beruf: Sozialpädagogin auf Abwegen | Wohnort: Berlin | Liebesleben: in Freundschaften eingebettet auf der Suche nach was auch immer | Sternzeichen: Fische | Lieblingsort für Sex: Sexpartys | Lieblingsort für SM: Playpartys

Sonja ist 24, als ihr in der ostdeutschen Kleinstadt, in der sie studiert, in ihrer Lieblingskneipe ein Mann begegnet, der immerzu von SM spricht. Sie ist schockiert. Als emanzipierte, linksalternative Pazifistin ist sie überzeugt davon, dass SM Gewalt ist und Sex zärtlich zu sein hat.

Dabei träumt sie selbst von Gewalt, seit sie in der Augsburger Puppenkiste gesehen hat, wie die Wilde 13 die Prinzessin Li Si gefesselt hat.

Deshalb trinkt sie, als sie den Kerl das nächste Mal sieht, auch regelmäßig einen großen Schluck Rotwein, wenn er das Wort SM erwähnt, bis sie endlich betrunken genug ist, um zu sagen: Du, ich hab das auch! Und sich dann zu übergeben.

Der Mann aus Jena ist ganz hilfsbereit, lädt sie zu Kerzenschein zu sich in seine Plattenbausiedlung ein, die Studentinnen aus dem Westen sonst nie betreten. Er sagt, SM könne durchaus lustig sein, wenn da einer mit gefesselten Beinen durch einen Raum hüpft und nicht so richtig gut vom Fleck kommt zum Beispiel. Das kann Sonja überhaupt nicht nachempfinden. Die Szenarien in ihrem Kopf sind tief und düster und überaus ernst. Aber der Mann spricht auch von SSC (Safe, Sane, Consensual) und Safewords, was Sonja als sehr erleichternd empfindet. Am Ende drückt er ihr ein Büchlein in die Hand, das sich als SM-Porno entpuppt, in dem irgendwelchen Internatsschülerinnen grausam mitgespielt wird. Sonja kann zwar hervorragend darauf wichsen, aber schmutzige Fantasien hat sie eigentlich selbst genug – viel brennender interessiert sie, wie sie diese in die Realität umsetzen kann.

Fantasiegeschichten hat Sonja sich schon immer ausgedacht. Und sie hat nie wirklich damit aufgehört. Schon früh ahnte sie, dass bestimmte Geschichten, die sie im Kopf hatte, irgendwie verboten waren. Und sie schämte sich dafür, dass sie sich vorstellte, wie Männer kleine Mädchen quälten.

Besonders schämte sie sich dafür, als sie während der Pubertät feststellte, dass ihre Geschichten sexuelle Fantasien waren. Dass es sie erregte, von Vergewaltigungen zu träumen, versetzte sie in Panik. Mit der Vorstellung, die sie von Liebe und Partnerschaft hatte, passte das überhaupt nicht zusammen.

Sex, der so war, wie sie dachte, dass Sex zu sein habe – zärtlich und gleichberechtigt eben –, hat sie allerdings nie angemacht. Immer wenn etwas anfing sie zu erregen, tauchte eine ihrer brutalen Fantasien auf, was dazu führte, dass sie sich unendlich schämte.

Immerhin bringt eine Bekannte sie dazu, ein paar Ratgeberbücher über Sex zu lesen. So etwas hatte Sonja bislang für völlig überflüssig gehalten, denn Sex war ihrer Ansicht nach etwas, was ganz natürlich passierte, ohne dass man darüber reden, lesen oder nachdenken müsse. Dabei war offensichtlich, dass bei ihr selbst diesbezüglich gar nichts natürlich geschah.

Die Bücher ermutigten sie zwar, ihren eigenen Weg in Bezug auf Sexualität zu gehen, aber leider kamen ihre Fantasien darin gar nicht oder nur als schlechtes Beispiel vor.

Und so denkt sich Sonja nach ihrem SM-Aufklärungsbesuch in der Plattenbausiedlung, die Sexratgeber im Regal, das Buch über die gequälten Internatsschülerinnen auf dem Nachttisch, dass es doch eigentlich auch Ratgeberliteratur für Sadomasochisten geben müsste.

Internetrecherchen kommen für sie nicht in Frage. Sie hat bloß in der Universitätsbibliothek einen Internetzugang, und dort das böse Wort *Sadomasochismus* einzugeben, bringt sie nicht fertig.

Sie stößt tatsächlich in einem Buchladen auf Katrin Passigs und Ira Strübels *Die Wahl der Qual* – und dieses Buch rettet ihr das Leben. Dass es viele, viele Menschen gibt, die sind wie sie, ist eine Information, die Sonja in Glückseligkeit versetzt, erst recht, weil offensichtlich auch die für sie passenden Gegenstücke existieren. Es sind nicht bloß durchgeknallte Psychopathen, die Lust hätten, ihr anzutun, was sie sich wünscht, sondern es gibt ganz normale, sympathische Frauen und Männer, die es lieben, Schmerzen zuzufügen, wenn dies erwünscht ist.

Das ist bis heute ein wichtiger Teil von Sonjas sadomasochistischer Lust: erleben, wie sehr ein anderer Mensch es genießt, ihr wehzutun, seine Besessenheit zu spüren und ihm das zu schenken und sich das schenken zu lassen.

Durch das Buch erfährt Sonja auch, dass es Stammtische für SMer gibt. In Berlin zum Beispiel, wo sie eh kurz darauf mit einem Uniseminar hinfährt. Sonja stirbt zwar fast vor Aufregung, aber sie geht tapfer zu einem Einsteigertreffen. Die Moderatorinnen sind sympathische Frauen, die anderen Einsteiger durchweg Männer, die Sonja uninteressant bis abstoßend findet.

Aber sie weiß aus ihrer derzeitigen Leib-und-Magen-Lektüre, dass es wichtig ist, der Szene eine Chance zu geben. Sich nicht abschrecken zu lassen, wenn man an einem Abend nichts mit den anderen anfangen kann, es weiter zu versuchen, da SMer so unterschiedlich sind wie der Rest der Menschheit auch und also die Hoffnung auf ein passendes Gegenüber nie aufgegeben werden muss.

Das alles kommt Sonjas anstehenden Prüfungen in der Uni ein bisschen in die Quere. Sie hat keine Zeit zu lernen, weil sie dreimal hintereinander *Die Wahl der Qual* liest und noch einige andere Bücher über SM, außerdem ständig in Großstädte reist, um Stammtische auszuprobieren. Als man sie dort fragt: Und worauf stehst du so?, weiß sie keine Antwort. Noch überfordert es sie, aus ihren Fantasiewelten konkrete Begehren zu formulieren.

Seit ihr ihre Fantasien nicht mehr peinlich sind, findet sie auch an Sex Gefallen.

Ihr Freund befürchtet, dass sie sich in jemanden verliebt hat, weil sie so verändert wirkt. Und irgendwie stimmt das ja auch, bloß ist Sonja nicht in einen Menschen, sondern in dieses neue, viel versprechende Märchenwunderland namens BDSM verliebt. Das gesteht sie ihrem Freund. Der zieht sich die Kapuze ins Gesicht und sagt, er müsse sich mal setzen. Ist dann aber erstaunlich unterstützend. Bislang war die Beziehung zwischen den beiden eher unverbindlich, jetzt wird sie für ihn ungemein interessant. Er will sie zu Stammtischen begleiten und er will das mit ihr ausprobieren. Er marschiert schnurstracks zu Beate Uhse und ersteht eine Peitsche sowie ein paar Hand- und Fußfesseln mit Klettverschlüssen.

Was die beiden probieren, ist sehr schön und befreiend, aber nicht alles, was Sonja sucht. Ihr Freund hat kein eigenes Interesse an SM. Er macht das für Sonja, was sie ihm hoch anrechnet, und er hat durchaus Spaß dabei, aber es ist nicht sein eigenes Begehren. Und so bleibt es bei wenigen Versuchen. Sonja ist frustriert, weil sie nicht den SM haben kann, den sie sich wünscht.

Ihre Lust nach einem SM-Spiel mit einem tatsächlichen SMer steigt. Die Schilderungen der Stammtischbesucher erregen sie und machen sie zugleich nervös. Schwer kann sie beides verbergen. Dominante Männer machen ihr unablässig Angebote. Ja, sagt sie dann irgendwann zu dem, der am höflichsten fragt. Zwar interessiert sie sich sexuell nicht besonders für ihn, aber ihr gefallen seine Klarheit und seine unaufdringliche Art zu fragen.

Er ist zwar eigentlich selbst submissiv, aber er möchte sich auch gerne mal im Toppen versuchen.

Was er Sonja zukommen lässt, ist der klassische Domina-Studio-SM (dort hält er sich selbst regelmäßig auf). Sie findet das alles ziemlich klischeehaft und sie weiß, sie will mehr, als sie je von diesem Mann haben kann. Aber sie genießt die Sinnlichkeit, das Leder um ihre Hand- und Fußgelenke, die kühlen Fliesen unter ihren Knien und die Tatsache, dass ihre Möse feucht wird von den Schlägen auf ihren Po. Hinterher ist sie glücklich, dass sie es endlich getan hat.

Es ist ihr inzwischen gelungen, ein paar sadomasochistische Freunde zu finden, was ihr sehr wichtig ist. Sie plant mit ihnen Weihnachten an der Ostsee zu verbringen. So aufgeregt weihnachtsvorfreudig war sie seit zwanzig Jahren nicht mehr. Am 21. Dezember gibt sie ihre Diplomarbeit ab, am 24. Dezember erreicht sie das Meer.

Hier erlebt sie das erste Mal eine Art von SM, die sie wirklich fasziniert. Robert, den sie dort kennenlernt, ist verspielt, lustig, einfallsreich und berührend. Es ist leicht, was sie machen, und trotzdem tief. Sie ist zum Beispiel »das Frühstückssubbi« aller, was bedeutet, dass sie das Frühstück unter den strengen Blicken der anderen zubereiten muss. Und tatsächlich passenderweise vergisst, die Brötchen aufzubacken, und dafür herrlich bestraft wird.

Das ist immer noch die Art von SM, die Sonja mag: verspielt sein und fantasievoll, frech und doch gefallen zu wollen. Szenarien entwerfen, Persona entwickeln, kreativ Energien fließen lassen, dabei selbst in Bewegung sein und aktiv-dynamisch begehren.

Sonja hatte sich vorgenommen, in diesen Tagen an der Ostsee herauszufinden, ob SM tatsächlich ihre Sache ist, und wenn ja, sich von ihrem Freund endgültig zu trennen. Sie stellt fest, dass SM definitiv ihre Sache ist, und schafft es nicht, sich von ihm zu trennen.

Inzwischen wohnen beide in Berlin. Sonja geht zu den Stammtischen, hört sehnsüchtig Geschichten über das SM-Leben der anderen. Den Kontakt zu Robert, der an der Schweizer Grenze lebt, hält sie nicht. Aber Tag und Nacht träumt sie von diesem Spiel.

Schon Ende April bricht der Sommer in aller Heftigkeit herein. Und Sonja hält den Widerspruch zwischen ihrem SM-Begehren und ihrem langweiligen Vanilla-Leben nicht mehr aus. Nach zwei durchweinten Nächten ruft sie Robert an. Der bringt sie zuerst zum Lachen und befiehlt ihr dann, ganz Herr und Meister, für ihn aufzuschreiben, was sie an dem Spiel an Weihnachten an der Ostsee so schön fand.

Es ist der heißeste Mai aller Zeiten und Sonja hat sich in ihre Wohnung zurückgezogen, um eine Weihnachtsgeschichte zu schreiben. Fieberhaft versinkt sie in dieser Geschichte, zwischendurch tauscht sie Kurzmitteilungen in sadomasochistischem Flirtton mit Robert aus, die sie beglücken und verzaubern.

Ihre Geschichte wird fast so lang wie Sonjas Diplomarbeit, nur schöner und aufregender. Und schon bevor sie zu Ende geschrieben ist, trennt sie sich endgültig von ihrem Freund.

Sonja stirbt vor Aufregung, als sie ihre Geschichte an die Schweizer Grenze schickt. Aber glücklicherweise zeigt sich Robert schwer beeindruckt. Über Himmelfahrt lädt er Sonja zu sich ein. Sie erleben wunderbaren SM. Den Schwarzwald wird Sonja immer in guter Erinnerung behalten. Vor allem die Brennnesseln.

Sonja ist verliebt, obwohl es keine Aussicht auf eine klassische Partnerschaft gibt. Die beiden trennen 800 Kilometer und 17 Jahre. Robert ist Berufsschullehrer und trägt die hässlichsten Hemden, die Sonja je gesehen hat. Außer SM verbindet die beiden nichts.

Im August besucht Robert sie in Berlin. In den Monaten ihrer Abstinenz hat Sonja sämtliche Fantasien, die sie in den letzten 25 Jahren gehegt hat, auf Robert projiziert, der diesem immensen Erwartungsdruck genauso wenig standhalten kann wie Sonjas Wohnung: Ihr Bett kracht zusammen, als Robert sie darauf verprügelt.

Robert reist ab und wird nicht wiederkommen. Sonja trifft sich mit anderen Männern. Sie verknallt sich in Leo. Er ist sexy, sie ist begeistert von Leos wahnsinniger sadistischer Lust und fällt ihr gleichzeitig zum Opfer. Er ignoriert ihre Grenzen, er übertreibt alles, er überhört Safewords. Sonja flieht völlig zerstört aus den Spielen. Als nach Wochen die Spuren auf ihrem Körper langsam verschwinden, wächst ihr Verlangen, ihn wiederzusehen. Danach ist sie erneut verwundet. So geht das mehrere Monate. Sie verachtet sich dafür, dass sie das mit sich machen lässt, sich so beleidigen lässt. Gleichzeitig ist sie sexuell stark angezogen von Leo, das ist nicht zu leugnen. Und diese Spiele in den Friedrichshainer Hinterhöfen und Neuköllner Parks mit diesem Extremschmerz kicken sie ungemein.

Irgendwann kann sie das nicht mehr so weitermachen. Sie weint viel, denkt über sich und übers Leben nach und liest alle ihre SM-Ratgeberbücher noch einmal.

Sie entscheidet sich, SM zu wollen mit aller Intensität, aber ohne dabei weiterhin auf Sicherheit zu verzichten.

Und das geht ganz bestimmt nicht mit Leo.

Was sie in heterosexuellen SM-Spielen immer vermisst hat, sind ein klar definierter Anfang und Schluss für ein Spiel. Sie will eindeutige Rahmungen, bewusste Ein- und Ausstiege. Damit sich nicht andauernd alles vermischt und der Schmerz sich im Alltag einnistet.

Sonja geht weiterhin zu den Stammtischen, pflegt Szenefreundschaften, ruft einen Themenabend ins Leben, weil sich in ihr durch die geilen, zerstörerischen Spiele mit Leo ein großes Bedürfnis nach Gespräch und Diskussion, nach Austausch, Reflexion, Nachdenken über SM breitgemacht hat.

Weihnachten verbringt Sonja wieder mit ein paar anderen SMern an der Ostsee. Dabei lernt sie Lars kennen, mit dem sie eine klassische Liebesbeziehung beginnt. Endlich mal wieder.

SM mit Lars ist anfangs so toll wie der Rest ihres Zusammenseins. Relativ klischeehaft aus Sonjas heutiger Sicht, aber gut für sie zu dem Zeitpunkt. Sie bekommt ein Halsband von Lars, das sie gar nicht mehr ablegen will.

Aber wieder verschwimmen die Grenzen, gleiten SM und Alltäglichkeit unschön ineinander. Sonja schmiert Lars regelmäßig zum Frühstück seine Brötchen. Für sie ist das eine dezidiert submissive Handlung.

Sie will dafür nicht geschlagen werden, aber zumindest das Submissive in ihrer Geste als solches gewürdigt wissen. Lars hingegen findet es hauptsächlich bequem, seine Brötchen nicht selbst schmieren zu müssen. Das passt Sonja nicht. Darüber streiten sie sich. Immer wieder, über die Brötchen und Verwandtes. Oder darüber, dass Sonja Lars' Ansprüchen nicht genügt. Er hätte sie gern devoter. Vorauseilende Unterwürfigkeit ist aber nicht Sonjas Spiel. Trotzdem gibt sie sich Mühe für Lars. Trocknet ihn fürsorglich und sorgsam ab nach dem Duschen, wenn er das wünscht. Ist dabei aber nicht submissiv genug für ihn, woraufhin das Spiel floppt, bevor es richtig begonnen hat.

Das sind nicht die einzigen Probleme, die Sonja und Lars mit der Zeit bekommen. Sie trennen sich und suchen sich erneut.

Da sie sich für eine offene Beziehung entschieden haben, lernt Sonja, während sie noch mit Lars zusammen ist, Joe näher kennen. Einen ausgeflippten Denker, der ihr die Füße küssen will. Ein Crossdresser außerdem, was Sonja enorm fasziniert. Er will partout von ihr getoppt werden, und Sonja hat Lust auf ihn, wie auch immer.

Sie gehen auf eine heterosexuelle SM-Party. Sonja fühlt sich hier plötzlich genauso fremd wie draußen in der Vanilla-Welt.

Da sind zierliche, schöne Frauen, die von ihren Männern über irgendwelche Geräte gelegt und dann mit irgendwelchen Instrumenten geschlagen werden. Und das wirkt alles ganz blutarm auf Sonja.

Sie spielt derweil mit Joe etwas ganz anderes. Etwas, das mehr von einem Tanz hat. Denn Sonja liegt das Toppen tatsächlich nicht so sehr und Joe hält offensichtlich auch nichts von allzu klarer Submissivität. Sie ringen um ihren Status, tanzen umeinander, lassen Energien fließen und Macht sich materialisieren.

Sonja und Joe fallen aus dem Rahmen. Durch ihr Spiel, durch Sonjas für Frauen untypische Größe, durch Joes Frauenkleider. Und Sonja realisiert plötzlich, dass sie nicht mehr zurück möchte in diesen heterosexuellen Rahmen. Dass sie queer spielen, leben, sein möchte und das eigentlich sowieso schon immer ist.

Zu Lars passt sie damit noch schlechter als zuvor. Besonders deutlich sieht sie das, als sie das nächste und letzte Mal mit Lars gemeinsam eine SM-Party besucht. Da gibt es eine Spielszene, der sie gemeinsam zusehen. Eine Frau wird dazu gezwungen, einem Typen einen zu blasen, und dabei von einer anderen Frau mit einem Gürtel verprügelt. Sonja ist erregt von der Heftigkeit der Szene. So etwas eindeutig Sexuelles hatte sie in SM-Clubs davor noch nicht gesehen. Besonders fasziniert sie, dass es sich bei dem Typen, der einen geblasen bekommt, um eine biologische Frau handelt.

Lars ist verständnislos, als er das feststellt. Was soll denn das?, fragt er sich und sie. Was hat die Frau davon, wenn jemand an ihrem Dildo nuckelt, der doch gar nicht ihr Körper ist?

In diesem Moment ist Sonja endgültig klar, dass sie mit Lars nicht mehr zusammenkommt. Lars scheint das auch so zu sehen, er trennt sich kurze Zeit später.

Joe ist aufregend, doch auch anstrengend und irgendwie nicht der Richtige für Sonja.

Da sie das Spiel der drei Frauen so sehr fasziniert hat und sie sich sowieso schon immer für Frauen interessiert hat, begibt sie sich auf den Weg in die Frauen-, Lesben-, Trans-, SM-Szene. Mal wieder kostet sie das all ihren Mut. Vor allem hat sie Angst, von den lesbischen Frauen als hetero- oder bisexuelle Frau abgewertet zu werden.

Aber jenseits aller Definitionen mag Sonja die queeren Frauen und Transpersonen und die mögen sie.

Sonja wird eingeladen, an Gruppenspielen teilzunehmen, und ist begeistert. Was sie sich immer gewünscht hat für ihren SM und was bislang niemals möglich war, funktioniert hier plötzlich: Der alte Widerspruch zwischen Sicherheit und Intensität ist aufgehoben. Es gibt Safewords, aufmerksame Tops, es gibt einen klaren Beginn des Spiels und ein klares Ende, vorab Vereinbarungen, Gespräche darüber, was man sich für diesen Tag und diese Situation in welcher Weise wünscht. Hinterher tauschen sie sich darüber aus, wie sie das Spiel erlebt haben.

Gleichzeitig ist es intensiv, wirklich mutig, weil weit- und tiefgehend und sexuell, was sie spielen.

Ihre Sessions sind fantasievoll. Rollenspiele, ausgefallene Szenarien, Kostümierungen – Spiele jenseits von Gender und Normen. Die Spiele dauern lange, sind gut geplant, passieren zwischen mehreren Mitspielern und verlangen Kreativität. Sie entsprechen Sonjas Lust an Bewegung, an Dynamik und Aktivität.

In diesem Kontext lernt Sonja Maria kennen, mit der eine verbindliche SM-Partnerinnenschaft entsteht. Maria ist umwerfend schön und begegnet Sonja und ihrem SM mit viel Interesse. Sonja ist beglückt und aufgeregt verliebt. Sie treffen sich alle paar Wochen zum Spielen in Clubs und manchmal zwischendurch zum Reden.

Sonja ist über eineinhalb Jahre so aufgedreht, nervös, verliebt wie nie zuvor. Ständig fragt sie sich panisch, ob Maria sie wohl noch mag, ob sie zum Beispiel die letzte Feedback-Mail zu ihrem SM-Spiel schön gefunden hat. Dieser Zustand ist für sie sehr genussvoll. Maria fühlt sich für Sonja so viel größer an, im übertragenen Sinne (im wörtlichen Sinn immerhin nicht kleiner als sie).

Sonja kann sich SM ohne Maria nicht mehr vorstellen. Es ist die Art von SM, die sie die ganze Zeit über wollte. Maria ist verbindlich und verlässlich, ist einfallsreich und aufmerksam, offen und begierig.

Und obwohl sie sich selten und nur im festgelegten Rahmen begegnen, ist es gefühlstief und intensiv, was zwischen Maria und Sonja passiert.

Sonja liebt an SM die großen Gefühle und dass man gemeinsam etwas zaubert. Diese Zeit und diese Energie für Ausnahmeaugenblicke, in der sie und ihre Spielpartnerinnen sich Ausgefallenheit schenken, immer wieder.

Sonjas und Marias Spiel ist meist in größere Gruppenspiele eingebettet. Sonja schätzt es überaus, mit mehreren zu spielen. Sich auf andere Subs, auf mehr als eine Top beziehen zu können, vielfach zu kommunizieren, in einem Netz aus verschiedensten Energien zu tanzen.

Nach anderthalb Jahren funktioniert das Spiel mit Maria leider nicht mehr. Sonja ist immer noch verliebt, aber es verrutschen schon wieder die Ebenen, es greift Marias Machtanspruch schon wieder in Sonjas nicht-sadomasochistisches Selbst hinein. Und Gespräche sind plötzlich nicht mehr möglich.

Sonja liebt und begehrt und hält deswegen so lange aus, bis sie es nicht mehr schafft, gegen sich selbst anzuleben, und einen Schlussstrich zieht – oder den längst schon vorhandenen Schlussstrich zumindest nicht länger ignoriert.

Die Trennung von der Spielbeziehung zu Maria kostet sie viel Kraft und Tränen. In der Folge ändert Sonja allerlei andere Dinge in ihrem Leben, gibt ihren Job auf, geht nicht zum sechzigsten Geburtstag ihres Vaters und verleiht sich selbst einen wunderschönen neuen Namen.

Sie denkt, wenn sie auf Maria verzichten kann, die sie so sehr liebt, dann kann sie allerhand anderes erst recht aufgeben.

Zu den Playpartys geht Sonja immer noch manchmal, beteiligt sich mehr oder weniger intensiv an den Gruppenspielen, pflegt Kontakte. Organisiert und frequentiert die Sexpartys. Denkt über sich, ihre Ansprüche an SM, an das Leben überhaupt nach.

Sex ist wichtig für sie, ist Hauptsache. Manchmal hat Sonja plötzlich den Verdacht, dass das nicht normal ist so. Was ja auch stimmt, insofern als dass die Mehrheit der Menschen Sex nicht so groß und so offen lebt wie Sonja.

Zudem ist Sonja polyamourös, sadomasochistisch und lesbisch. Was sie sich für ihr Beziehungsleben vorstellen kann – Freundschaft, Partnerschaft, Liebe, Austausch, Spiel, Sex, SM, Verzauberung und Vertrauen, Beständiges und Prickelndes, Altes und Neues, und das mit möglichst vielen verschiedenen Personen –, passt so überhaupt nicht zu dem, was sich die Masse der Menschen vorzustellen scheint.

Aber dass sie anders ist und fremd überall, ist für Sonja nichts Neues. Seit ihr Anderssein so offenkundig ist, kommt sie mit den angeblich Normalen viel besser klar. Weil ja in Wahrheit sowieso keiner normal ist.

Sonja hätte inzwischen wieder Lust auf so etwas wie eine Partnerschaft, vielleicht. In der Sex, erst recht SM aber nicht sonderlich präsent sein müssen.

Und außerdem möchte sie gern wieder ihrem eigenen SM-Begehren mehr Raum in der Realität geben können.

Es ist nicht einfach. Sonja kann mit vielen Leuten ein Bier trinken gehen, mit vielen Sex haben, aber nur mit ganz wenigen sich wirklich SM vorstellen. Weil sie anspruchsvoll ist, was das betrifft, inzwischen.

Klarheit, Klugheit, der Wille zum Gespräch und die Ebene auf Augenhöhe außerhalb des eindeutig eingegrenzten Spiels sind ihr wichtig.

Manchmal würde Sonja am liebsten lernen, sich selbst an die Decke zu hängen und ihre eigene Top zu werden, um von anderen nicht mehr abhängig zu sein. Wo sie doch durch SM einen so viel sichereren und aufmerksameren Blick auf Abhängigkeiten und Gesten der Macht erlangt hat.

Aber andererseits ist es so, dass diese sadomasochistischen Fantasien Teil von Sonja sind, seit sie Kind ist. Und dass ihr dann jemand begegnen kann, der ebendies sieht und versteht und ergänzend teilt, das ist so wundervoll, dass Sonja darauf nicht mehr verzichten möchte.

Denn wenn sie auf eine Person trifft, die in sich das Gegenstück zu ihren uralten Träumen trägt, dann passieren Explosionen.

Was uns trifft:

Juliette

Alter: 26 | Beruf: Biologin | Wohnort: Berlin | Beziehungsleben: Single mit drei Spielpartnern in zwei Spielbeziehungen | Lieblingsgetränk: Sex on the Beach | Lieblingsessen: Salat | Lieblingsbuch: »Anansi Boys« | Lieblingsmusikerin: Rihanna | Lieblingsspielzeug: Gerte | Wo sie gern Sex hat: überall, bloß nicht im Bett | Wo sie gern SM erlebt: im Dominastudio

Vor zwölf Jahren begann Juliette, BDSM-lastig zu chatten. Damals war sie 14. In ihren Fantasien aus dieser Zeit war sie ausschließlich submissiv.

Sie träumte oft davon, vergewaltigt zu werden. Das tut sie nicht mehr, seitdem es ihr im letzten Sommer tatsächlich passierte.

Erst im letzten Herbst begann Juliette dann, ihre Neigung auch außerhalb ihrer Träume auszuleben. Mit einem langjährigen Freund, der selbst submissiv ist und im Gegensatz zu Juliette bereits Erfahrung mit der Umsetzung seines sadomasochistischen Begehrens hatte, tastete sich sich behutsam an ihre eigene Dominanz heran. Es war unbeschwert und leicht. Juliette fühlte sich selten so wohl in ihrer Haut wie nach diesem Spiel. Die Freundschaft steht in der Beziehung zu ihrem ersten »Sub« für sie im Vordergrund, trotzdem unterwirft sie ihn immer noch ab und zu.

Im Januar lernte Juliette über die *Sklavenzentrale* ein dominantes Pärchen kennen, das eine submissive Gefährtin suchte. Sie mieteten gemeinsam ein Dominastudio und Juliette machte ihre ersten Erfahrungen als Bottom. Sie genoss es, sich vollkommen fallen lassen zu können. Das Spiel wirkte lange nach, es dauerte Tage, bis Juliette den Eindruck hatte, wieder klar denken zu können. Inzwischen trifft sie dieses Pärchen regelmäßig, auf Partys, in Clubs, im gemieteten Dominastudio.

Im Februar ging Juliette das erste Mal mit Freunden auf eine SM-Party nach Berlin. Zu Beginn war sie überfordert bis eingeschüchtert von all den Eindrücken, die da auf sie einstürmten, aber sie entspannte sich relativ schnell und hat fest vor, sich in Zukunft mehr Nächte auf SM-Partys um die Ohren zu schlagen.

Juliettes Freunde und Familienangehörige wissen von ihrer Neigung, seit sie sie auslebt. Niemand ist schockiert. In ihrem Freundeskreis wird sowieso viel über Sex gesprochen, und den erlebt eben jeder anders. Ihre Großmutter mag ihre Lederklamotten nicht.

Juliette schätzt es, sich fallen lassen zu können, Verantwortung, Verstand ein Stück weit abzugeben. Und sie liebt es genauso, manchmal die Macht zu haben, über einen anderen Menschen zu verfügen, der sie verehrt und verwöhnt. Sie mag es, jegliche Kontrolle zu verlieren, und sie mag es, die absolute Kontrolle zu besitzen, allein die Situation im Griff zu haben, zu wissen, was passieren wird. Und ihr ist klar, dies alles funktioniert nur in diesen speziellen Situationen, in denen alle Beteiligten es genau so wollen. 24/7-Beziehungen kann sie sich nicht vorstellen.

Während einer virtuellen SM-Session vor Jahren geriet Juliette vollkommen in Panik, als ihr Spielpartner ihr mitteilte, er würde sie mindestens einen Meter über dem Boden schwebend fesseln und gleichzeitig anal und vaginal fisten wollen. Juliettes Grenzen sind virtuell nicht unbedingt weiter als in der Wirklichkeit, sie kann sich alles so leibhaftig vorstellen, dass es sie wahnsinnig macht, wenn es wahnsinnig ist.

Kürzlich ließ ein Spiel mit ihrem guten Freund und submissiven Geliebten sie verstört zurück, weil er Formulierungen und Gesten gebraucht hatte, die sie entfernt an den Mann erinnerten, der sie im Sommer vergewaltigt hatte, schrecklich real und schrecklich unsexy. Ihre Gedanken rasten von einem Abend zum anderen, ohne den Unterschied zu sehen. Sie bekam panische Angst, wieder in diesen düsteren Zustand abzudriften, in den sie die Vergewaltigung getrieben hatte. Schlimm war, dass sie ihren Freund weder treffen konnte, weil er weit weg wohnte, noch telefonisch erreichte. Dabei musste sie unbedingt reden, und zwar mit ihm, brauchte seine Stimme. Als sie die endlich bekam, wurde es wieder gut.

Das waren Ausnahmen. Davon abgesehen fühlt Juliette sich stärker und selbstbewusster, seit sie SM lebt. Sie hat den Eindruck, durch ihre Sexualität Kraft für die anderen Bereiche ihres Lebens zu erhalten. Sie fühlt sich wohl in ihren Spielbeziehungen. Die Nähe, die sie zu ihren Partnern empfindet, ist ihr wichtig, anders ginge es nicht. Sie ist gespannt auf alles, was noch kommen wird.

Das Instrumentarium des Schmerzes:

Pia

Alter: 45 | Beruf: Cutterin, SM- und Sex-Toy-Verkauf | Wohnort: Berlin

Pia wohnt zwischen Peitschen und Fesseln, Gerten, Floggern, Ketten, Stöcken, Klammern und Diversem mehr, was wehtut und schön aussieht, in Rot oder Schwarz, elegant oder martialisch.

Pia verkauft das Instrumentarium zur erbettelten Zufügung von Schmerz. In ihrer Wohnung und im Netz, europa-, auf Dauer weltweit.

Früher war sie erstens Krankenpfleger und zweitens – wie die Berufsbezeichnung bereits vermuten lässt – männlich, den gängigen biologischen und behördlichen Kriterien gemäß und auch nach eigener Ansicht.

Pia, die damals anders hieß, wuchs in einem kleinen Dorf in Schleswig-Holstein auf. In jungen Jahren entdeckte er in Zeitschriften Kontakt- und Partyanzeigen, in denen es um Gummi-, Leder- und Latexfetischismus ging. Er hatte den Eindruck, zur Zielgruppe zu gehören.

In noch jüngeren Jahren gab Pia sich Mühe, bei Cowboy- und Indianerspielen mit den anderen Kindern herauszufinden, welche Gruppe wohl die schwächere sei. Dieser schloss er sich an, in der Hoffnung, am Ende an einen Baum gebunden und malträtiert zu werden.

Mit 18 fuhr er quer durch die BRD nach Stuttgart auf eine der damals noch raren Fetisch-Partys. Sein Verdacht, hier zu Hause zu sein, erhärtete sich.

Drei Jahre später zog er ganz nach Stuttgart, half in einem Verlag aus, der ein Fetisch-Magazin produzierte, und ging regelmäßig zu den Partys, auf denen er sadistische Frauen kennenlernte, die ihn verbindlich schlugen.

Gegen in der Szene gar nicht so unübliche Feminisierungsspielchen, bei denen der submissive Mann dadurch erniedrigt wird, dass er sich als Frau, Schlampe, Dienstmädchen, Schülerin, Zofe oder was auch immer zu verkleiden hat, wehrte sich Pia vehement. Dabei zog sie durchaus schon damals gerne Frauenkleider an, hatte immer mindestens ein Stück im Schrank, aber das durfte keiner sehen, auch nicht sie selbst. Deswegen genoss Pia das Körpergefühl, das durch das Tragen der weiblichen Kleidungsstücke entstand, sah aber nicht in den Spiegel, der ihr doch nur den »verkleideten« Mann zeigte, den sie nicht sehen wollte. Dass sie eigentlich gar kein Mann war, ahnte sie damals noch nicht.

Den Job im Fetisch-Verlag gab Pia nach anderthalb Jahren auf, weil die Abgrenzung zwischen dem lustvollen Praktizieren des eigenen Sadomasochismus und der Arbeit im Bereich SM verloren ging. Das Spielen blieb auf der Strecke, was ihr nicht passte.

Pia ging weiterhin auf Fetischpartys, traf sich mit dominanten Frauen. Manche wollten diesen Mann ganz und gar nicht, weil er ihnen zu feminin war, anderen gefiel gerade das an ihm.

Sie fuhr auch nach Zürich, wo ein Mitglied der örtlichen SM-Szene Geschäftsführer eines Unternehmens war, in dessen Kantine am Wochenende SM-Partys veranstaltet wurden. Nach Betriebsschluss wurde blitzschnell umgebaut, im Morgengrauen wieder, dazwischen fanden in der Kantine Orgien statt.

Das Krankenpflegerdasein gab Pia genauso auf wie die Arbeit im Fetisch-Verlag. Neuer Arbeitsbereich wurde die

Schnittbearbeitung für große Nachrichtenmagazine. Als ihn seine neue Aufgabe während des Kosovo-Krieges nach Bosnien führte, wurde er zusammen mit anderen dort inhaftiert und schließlich von UNO-Kräften befreit.

Vor acht Jahren starb Pias Vater. Damit wurde die Stelle des Familienoberhauptes vakant. Pia ging zurück nach Schleswig-Holstein, um neben der Arbeit als Cutter den landwirtschaftlichen Betrieb des Vaters zu führen und der Mutter zur Seite zu stehen.

Für Privatleben, für SM und all das blieb definitiv keine Zeit, was Pia nicht allzu tragisch fand, da der Zugang zur eigenen Sexualität Pia in der Zwischenzeit sowieso abhanden gekommen war, was, im Nachhinein betrachtet, wohl mit dem Männlichsein als Frau zusammenhing. Doch nach und nach ging Pia die Lebensfreude verloren.

Ein Gespräch mit der Schwester, die im psychiatrischen Bereich tätig war, führte Pia zu der Erkenntnis, dass es hilfreich sein könnte, die weibliche Seite in Zukunft ein bisschen mehr zuzulassen. Nachdem die Tür zu deren Verließ einmal einen Spalt geöffnet wurde, brach Pias Weiblichkeit mit aller Macht hervor. Die Erkenntnis, dass die ganzen Jahre eine Frau in diesem männlichen Körper gewohnt hatte, ließ Pia einigermaßen zerzaust, zerwühlt, mitgenommen und durchgewirbelt zurück. Dass es ihr Lust bereitete, geschlagen zu werden, hatte Pia nie sonderlich außergewöhnlich gefunden. Menschen, die ein anderes Geschlecht hatten, als auf den ersten, und auch den zweiten, dritten, hundertsten Blick anzunehmen war, kannte Pia hingegen gar nicht.

Pia hätte auch früher darauf kommen können, wenn sie entsprechende Vorbilder gehabt hätte. Und wenn sie eine andere Begehrensstruktur besäße vielleicht. Dass Pia sich fast ausschließlich von Frauen sexuell angezogen fühlte, war ihr stets letzter Beweis für das Mannsein gewesen. Dass in dem männlichen, heterosexuell begehrenden Leib eine lesbische Frau atmen könnte, darauf kam Pia erst im nicht mehr ganz zarten Alter von 37 Jahren.

Pias Therapeut brauchte nur kurze drei Monate, um ihr eindeutige Weiblichkeit zu attestieren – was immer man sich auch darunter vorzustellen hat. Pia, die finanziell nicht in Not war, ging direkt zur Hautärztin, wo sie sich die Barthaare weglasern ließ, und begann dann so schnell wie möglich mit der Anpassung ihres Körpers an ihr weibliches Inneres.

In den Jahren vor ihrer Umwandlung hatte Pia sich fast vollständig aus der SM-Szene zurückgezogen, da ihre Sexualität ihr abhanden gekommen war und sie demzufolge den Eindruck hatte, nicht mehr in die stark durch Sexualität geprägten sadomasochistischen Zusammenhänge zu passen.

Jetzt tauchte sie wieder ein.

Bei oberflächlicher Betrachtung könnte man meinen, in der SM-Szene herrsche eine größere Toleranz gegenüber queeren, auch transsexuellen Thematiken und Menschen, aber im Grunde genommen ist das ein Trugschluss, meint Pia.

Obwohl sie selbst glaubt, dass unter anderem ihre sadomasochistische Neigung dazu beigetragen hat, dass sie ihren Geist schon in ganz jungen Jahren für Unbekanntes, Andersartiges geöffnet hat, dass sie also tolerant und neugierig anstatt misstrauisch-furchtsam auf Fremdes blickt, hat Pia nicht den Eindruck, dass dies für die sadomasochistische Szene als solche generell zutrifft. Vielmehr beobachtet sie mit Verwunderung, wie die selbst am gesellschaftlichen Rand Gruppierten die ihnen durch die Normen der Hauptkultur widerfahrende Ausgrenzung untereinander wiederholen. Lederfetischisten finden, Gummifetischisten stinken, die einen finden die anderen zu schlapp, die anderen die einen zu brutal, die Schläger halten Bondage für langweilig, die Fessler das Schlagen für primitiv und so weiter und so fort. Hinzu kommt, wie Pia findet, dass in weiten Teilen der heterosexuellen SM-Szene die Möglichkeit des ironischen und somit befreienden Spiels mit Geschlechtern und den damit verbundenen Rollen nicht in wünschenswertem Maße genutzt wird, dass vielmehr die alten Rollenklischees fortgesetzt und verfestigt werden.

Pias Mutter, die nach dem Tod ihres Mannes ein starkes Bedürfnis nach ihrem Sohn verspürte, kam mit dessen sukzessivem Verschwinden zugunsten von Pia nach einem anfänglichen Schock übrigens erstaunlich gut zurecht.

Und in den Fernsehredaktionen reagierte man – von ein paar Idioten abgesehen – ebenfalls freundlich bis freudig.

Pia findet sich selbst so queer wie nur möglich und trotzdem total normal. Sie passt sich nicht bewusst an, aber sie ist irgendwie trotzdem nie richtig aus dem Rahmen gefallen. Sie hat nicht den Eindruck, dass sie in Opposition zum tonangebenden Teil der Gesellschaft lebt, sie sieht ihr Queersein nicht politisch. Sie ist ganz genau so, wie sie ist, womit sie sich jenseits jeglicher Schubladen befindet, was ihr die Freiheit gibt, wirklich zu leben und zu sein, wie sie möchte.

Pia ist vor zwei Jahren aus Hamburg weg nach Berlin gezogen. Seitdem ist ihr Freundeskreis zum ersten Mal tatsächlich von Sadomasochisten dominiert, da sie sich nach ihrer Ankunft in Berlin ganz bewusst in die lesbische und sadomasochistische Szene integriert hat.

Wie alles andere in ihrem Leben, so sind auch ihre Sexualität und ihr SM-Leben plötzlich stimmig, seit Pia eine Frau ist. Es passt alles, es lässt sich flüssig leben. Zu ihrer Freude kann Pia als Frau bedeutend mehr Schmerz ertragen denn als Mann. Von der neuerlichen Vielfalt und Vielzahl ihrer Orgasmen gar nicht zu reden.

Weil ihr das Cutten nicht mehr so viel Freude wie früher bereitet – ein bisschen ist sie diesbezüglich ausgebrannt nach all den Jahren, ein bisschen geht ihr die zunehmende Boulevardisierung der Nachrichtenmagazine gegen den Strich –, hat sie beschlossen, ihre Lust im weiteren Sinne unternehmerisch fruchtbar zu machen, indem sie SM-Spielzeuge kreiert und vertreibt.

Seit sie damit begonnen hat, ist ihre Szenepräsenz nicht mehr bloße Privatsache, sondern immer auch und manchmal größtenteils geschäftlicher Natur. Das bringt die Sache notwendigerweise mit sich, ein bisschen bedauert es Pia aber schon. Das ist allerdings auch das Einzige an Lust, was ihr bislang durch die Kommerzialisierung des SM abhanden gekommen ist. Sie spielt ein bisschen weniger zur Zeit, weil sie – wieder einmal – ziemlich viel arbeitet, und sie kann bestimmte Abnutzungstendenzen, was den Reiz von Instrumenten, Gedanken, Gesten und Spielgewürzen betrifft, nicht leugnen. Aber sie hat den Spaß an ihren Spielen nicht verloren, in keinster Weise. Und dass es weniger sind als zu manch anderer Zeit vielleicht, macht sie nicht unglücklich, denn sie ist, ihren eigenen aufmerksamen Beobachtungen zufolge, niemals süchtig nach Sadomasochismus geworden, sie genießt nach all den Jahren noch immer jede Session, statt nach immer mehr zu gieren.

Die zweite Frau:

Magdalena

Alter: 21 | Beruf: Konditorin (oder fast) | Wohnort: ein viel zu kleines Örtchen in Sachsen-Anhalt | Privatleben: ledig, aber rührig | Lieblingsgetränk: Kakao | Lieblingsspielzeug: ihr netzbetriebener Vibrator

Als Magdalena zehn Jahre alt war, übernachtete sie bei Freunden ihrer Eltern, deren pubertierender Sohn sich in ihrer Anwesenheit SM-Pornos reinzog. Ihr war das peinlich, besonders, weil es sie ungemein antörnte.

Ihre ersten sexuellen Erfahrungen mit SM hat Magdalena im Internet gemacht. Da war sie 13. Am Anfang hat sie sich auf allgemeinen Erotik-Plattformen herumgetrieben, mit 16 begann sie, sich auf SM-Plattformen anzumelden, was man eigentlich erst mit 18 darf, weswegen sie immer wieder rausflog.

Nachdem sie sich über den immer noch halbwegs geschützten Rahmen der Virtualität an ihren Sadomasochismus herangetastet hatte, hatte Magdalena nicht mehr allzu große Angst vor seiner Realität.

Sie hatte nie ein schlechtes Gewissen wegen ihres speziellen Begehrens, sie war von Anfang an eine sehr selbstbewusste minderjährige Sadomasochistin.

Mit 16, 17 lernte sie durch ihre Internet-Aktivitäten ein Paar kennen. Er war dominant, sie devot und das eigentlich immer, irgendwie. Magdalena wurde die zweite Sklavin. Sie war in ihren neuen Herrn verliebt und sie schätzte seine Freundin. Nach ein paar Monaten trennte sie sich von den beiden, weil er begann, ihre Grenzen in einer Weise zu überschreiten, die ihr nicht bekam. Es schien für ihn, der schon sehr viel Erfahrung mit SM hatte, auf Dauer schwierig zu sein, sich auf eine jugendliche Einsteigerin einzustellen. Die beiden waren doppelt so alt wie Magdalena.

Magdalena traf sich oft mit Pärchen in ihrer ersten Zeit. Sie hatte eine Weile einen Geliebten, der wiederum mit einer anderen Frau zusammenlebte, mit dieser aber keinen SM praktizierte. Die beiden Frauen wussten voneinander und tolerierten sich. Trotzdem ging diese Spielbeziehung aus anderen Gründen in die Brüche. Seine Vorstellungen von SM und die von Magdalena passten ebenso wenig zusammen wie ihrer beider Temperamente. Derzeit, drei Jahre später, sind die beiden allerdings wieder dabei, sich anzunähern, sich endlich zuzuhören und sogar zu verstehen.

Ab und zu geht Magdalena zu SM-Stammtischen oder -Partys, allerdings nicht sehr oft. In dem kleinen Ort, in dem sie lebt, gibt es diesbezüglich keine Angebote, so dass Magdalena immer weite Fahrtwege auf sich nehmen muss, um andere Sadomasochisten zu treffen. Aber es gibt ja zum Glück das Internet.

Ihr Freundeskreis setzt sich relativ ausgewogen aus Sadomasochisten und Vanillas zusammen. Über ihre Neigung kann sie mit allen reden, das ist keine große Sache. Manchmal vergisst sie fast, dass nicht alle Menschen SM leben.

Auch Magdalenas Familie ist im Bilde. Es ist sicher einer der aufregenderen Momente im Leben von Eltern, wenn ihre 16-jährige Tochter ihren viel älteren Geliebten anschleppt, von dem sie sich, gemeinsam mit dessen Frau, quälen lassen will. Aber sie hielten sich tapfer.

Magdalena kann sich kein Leben ohne SM mehr vorstellen. Sie hatte ja auch gerade zweimal Vanilla-Sex bisher.

Sie möchte nicht ausschließen, dass sie sich eines Tages in jemanden verliebt, der mit BDSM nichts am Hut hat. Das wäre für sie in Ordnung, wenn es für ihn in Ordnung wäre, dass sie weiterhin Spielpartner hätte.

Am idealsten fände sie es natürlich, das volle Programm zu bekommen: die große Liebe, mit der sie ihre Vorstellungen von BDSM genüsslich ausleben kann.

Bis es so weit ist, gibt sie sich mit kleineren Lieben zufrieden.

Die zahlreichen Facetten der Lust:

Elvira

Alter: 54 | Beruf: Hausfrau, Domina, Physiotherapeutin, Stilberaterin, Schneiderin, Fitnesstrainerin, Einzelfallhelferin | Wohnort: Berlin | Familienleben: ein mehr oder weniger erwachsener Sohn, ein geschiedener Mann, ein fester Partner, eine Spielbeziehung, diverse One-Evening-Amüsements, eine vertraute Exfreundin, mehrere gute Freunde | Lieblingsmusik: Helen Schneider | Lieblingstext: die Bergpredigt | Lieblingsklamotten: ein lila Kostüm und eine schwarze Korsage | Sternzeichen: Fisch, Aszendent Skorpion, Mondzeichen Widder | Lieblingsinstrument: Gerten | Lieblingsort für Sex: überall, nur nicht in der Öffentlichkeit – da schlägt sie bloß | Lieblingsessen: Sojaprodukte | Lieblingsgetränk: Champagner

Elvira sieht Jens das erste Mal bei einem gemeinsamen Freund. Kurz darauf führt er sie aus. Er redet unglaublich viel, sie hat anderes im Sinn. Sie geht aufs Klo und öffnet ihr langes, rotes Haar, das sie bislang hochgesteckt trug. Danach ist er stiller. Sie dreht sich einen Joint und er raucht mit. Er hustet die ganze Zeit, es wird ihm furchtbar übel. Er hat noch nie in seinem Leben geraucht.

Jens bringt sie nach Hause und holt sie ein paar Tage später wieder ab. Sie gehen spazieren und später etwas trinken. Er fasst ihr an die Brüste – sie hat Körbchengröße F.

Er nimmt sie mit nach Hause. Er sagt, er sei Sadomasochist. Für ihn ist das wichtig, Teil von ihm, seit er Kind ist. Jetzt ist er 37, sie 45.

Elvira reagiert gelassen auf seine Offenbarung. Sie hatte bislang nie über Sadomasochismus nachgedacht, aber als sie mit ihm schläft und er dominant dabei ist, denkt sie, dass ihr das bekannt vorkommt. So hat sie eigentlich immer mit Männern geschlafen, wenn es gut war – und es war oft gut. Es hat ihr keiner den Hintern versohlt, wie Jens es jetzt tut, aber im Grunde war es ähnlich. Sie hat sich hingegeben und sich nehmen lassen. Sie wollte die Wucht und die Macht, die pure Stärke der Männlichkeit spüren.

Sie schlief zu Jens' Füßen und es war gut.

Elvira wusste, sie würde all das nie wieder missen wollen. Und sie wusste auch, sie hatte all das schon immer gehabt, in subtilen Formen. Sie liebten sich und lieben sich immer noch, jetzt, neun Jahre später.

Jens wollte auch von Elvira geschlagen werden. Er ist dominant, sadistisch und masochistisch. Das könne sie nicht, sagte sie, wirklich nicht, sie liebe ihn. Sie hätte nichts dagegen, wenn er dafür zu einer Domina ginge.

Er drängte sie nicht, aber er ließ das Thema nicht fallen.

Elvira begann dann doch damit, ihn sachte zu schlagen. Für sie war das ein devoter Akt, sie erfüllte dem Geliebten seinen Wunsch, sie brachte ihn zu seiner Lust. Tatsächlich war Jens, der keine submissive Ader hat, in dem Akt, der folgte, dominant.

Elvira entdeckte, dass ihr das Schlagen großen Spaß machte. Sie mochte die Energie, die dabei freigesetzt wurde, die aus ihrem Körper hinaus und in seinen hineinfloss, wo sie sich in Erregung umsetzte, in Bewegungen, sich in Lauten von Lust äußerte.

Elvira bewegt sich gern, tanzt gern, schlägt gern.

In ihrer gemeinsamen Sexualität war Elvira sadistisch und submissiv, Jens masochistisch und dominant. Das ist nicht normal, aber geil.

Dass sie sich vor anderen Menschen nicht verschließen, auch nicht sexuell, war ihnen irgendwie immer schon klar gewesen. Es gab bloß kein Bedürfnis nach etwas anderem in der Zeit, in der die beiden einander entdeckten. Und das dauerte.

Im Sommer 2006, in Deutschlands Fußball-Sommer, begannen Elvira und Jens, SM-Clubs aufzusuchen. In SM-Clubs kann man sich mit anderen SMern unterhalten und man kann auch mit anderen SMern spielen. Da Elvira eher Macherin denn Theoretikerin ist, stürzte sie sich auf letztere Möglichkeit. Während sich auf Deutschlands grünen Wiesen die Welt einfand, während das ganze Land von jungen, muskulösen Männern mit O-Beinen träumte, unterwarf Elvira scharenweise Nachtschwärmer bei Kerzenlicht und gregorianischen Klängen. Jens plauderte, Elvira schlug.

Dass sie nicht nur am Wehtun, sondern auch am Beherrschen Vergnügen finden kann, merkte sie in diesem Sommer in ihrem Lieblingskeller.

Es war alles unverbindlich, Frauen und Männer kamen, um sich ihr zu Füßen zu werfen, und gingen am Ende der Nacht.

In diesem Sommer vor zweieinhalb Jahren sind Elvira und Jens in die Szene eingetaucht, in der sie sich immer noch bewegen. Bei Treffen, in Clubs, auf Privatpartys lernten sie eine stetig wachsende Gruppe gleichgesexter Menschen kennen. Mit manchen lässt sich gut tanzen, mit anderen spielen, viele taugen sogar für Gespräche.

Inzwischen haben die Perversen in Elviras Freundeskreis die Mehrheit erlangt. Dabei hatten ihre Vanilla-Freunde, die sie postwendend über ihr neues, sadomasochistisches Leben unterrichtet hatte, durchweg aufgeschlossen reagiert. Manche kommen sogar zu Elviras Partys, auf denen geschlagen, gekrochen und gevögelt wird. Aber es bleibt eben weniger Zeit für Vanilla-Aktivitäten neben all den sadomasochistischen Vergnügungen. Und natürlich – ganz gewöhnliche Discos, in denen alle tanzen, aber keiner fickt, erscheinen Elvira inzwischen vergleichsweise langweilig.

Die SM-Szene ist stets in Bewegung, Menschen gehen, Menschen kommen, unaufhörlich. Der Pool potentieller Bekanntschaften wird nicht kleiner. Nirgends außerhalb ihrer Szene fällt es Elvira so leicht, beständig neue Menschen kennenzulernen.

Jens' Dominanz ist schleichend abgewandert zu wechselnden Affären, was seiner Partnerschaft mit Elvira keinen Abbruch tut, denn auch sie ist zunehmend offener für neue Kontakte. Die erotischen Abenteuer, die beide mit anderen erleben, machen ihnen vielmehr deutlich, wie einzigartig und schön das ist, was sie miteinander verbindet.

Im Sommer 2007 flog Elvira eine junge, submissive Frau zu. Die war auf der Jagd und Elvira für alles offen. Zum ersten Mal ging sie eine verbindliche Spielbeziehung ein. Dauerhaftes D/S-Spiel, das Freundschaft auf Augenhöhe förderte, statt sie auszuschließen.

Dass sie ihre eigene Submissivität in den letzten Jahren vernachlässigt hatte, fiel Elvira, die sich bis dahin bloß in dominanter Rolle auf das sadomasochistische Parkett begeben hatte, auf, als die Freundschaft zu der jungen Frau ihre erotische Komponente verlor. Jetzt widmet sich Elvira stärker dieser anderen Seite in sich. Sie lernt rudelweise dominante Männer kennen. Taucht tagelang in die düsteren Regionen Hollands ab, verschwindet auf brandenburgischen Schlössern im Morgengrauen, tobt sich aus.

Mit einem trifft sie sich regelmäßig. Zum Essen, Champagnertrinken, um sich die Nacht um die Ohren zu schlagen, im wörtlichen Sinne. Mit ihm kauft sie eine Gerte, die sie selbst aussucht, nähert sie sich gemächlich ihrem Masochismus.

Und beginnt gleichzeitig, sich als professionelle Domina zu verdingen.

Was ihre private Sexualität anbelangt, so leidet ihre Dominanz derzeit unter dem Wahnsinn ihrer Mitmenschen.

Es gibt eine interessante Frau, die sich ihr unterwerfen möchte, wogegen Elvira nichts hätte, doch die Frau, die mit Mann und Kindern in einer anderen Stadt wohnt, stellt sich vor, ihr gesamtes Leben dieser Frau, die sie bloß aus dem Internet kennt, zu verschreiben, 24 Stunden an jedem Tag, sich vollkommen aufzugeben für ein Foto und ein paar Zeilen.

Eine andere möchte, mit Elviras Dominanz als Geschenk im Gepäck, ihren verflossenen Liebsten zurückgewinnen, der zwei Frauen immer besser findet als eine – bloß vergeht die Liebende dabei vor Eifersucht auf ihr dominantes Geschenk.

Ein Mann befiehlt Elvira per SMS, seine Freundin durch harte Hand innerhalb von sechzig Minuten in die Kunst der Unterwerfung einzuweisen.

Weit und breit mächtige Sehnsucht nach Elviras Dominanz und gerade dabei kaum Interesse an ihr selbst.

Schwierig, unter den zahlreichen menschlichen Begierden Liebe ausfindig zu machen.

Das Tier in uns:

Margit

Alter: 41 | Beruf: Lehrerin |
Wohnort: kleiner Vorort in Niedersachsen

Manchmal kommen wilde Tiere zu mir. Seltene, erlesene Tiere, die keiner Art angehören.

Zwei Tiere: Groß, gelenkig, schwarz glänzend und glatt. Oft wirkt es, als läge Sternenstaub auf dem Schwarz ihrer Leiber. Wilde Tiere: unberechenbar und unersättlich. Gierige Tiere. Mäuler, so groß, dass sie alles fassen zu können scheinen, und Mäuler nicht nur im Kopf. Pranken, die greifen, als wollten sie nie wieder loslassen, und harte Kugel-Muskeln, so fiebrig bebend unter der gespannten Haut, als könnten sie zu Wurfgeschossen werden, die Waffen wären. Große Tiere: zu groß zum Fliegen und doch meine ich, sie manchmal aufsteigen zu sehen zu erhabenen Ausflügen durch die dünneren Schichten der Atmosphäre. Ich weiß nicht, ob diese Tiere schwimmen können oder tauchen sogar, wie sie Wasser durchqueren. Aber oftmals sind sie nass. Rege Tiere: Sie nähern sich schnell mit eiligen Sprüngen und sie bleiben unruhig. Keine Tiere, die ankommen in irgendeiner Bändigung oder am rechten Fleck. Auch keine Tiere auf der Flucht. Suchende Tiere, spürende Tiere. Tiere, die Fährten folgen mit unersättlichem Hunger und ständigem Wollen.

Mein Häuschen ist niedlich und direkt am Waldrand. Meine Gardinen sind gehäkelt, allerdings nicht von mir. Ich stricke. Pullover und Socken für mich, meine Freundin, meine Mutter und meinen Sohn. Ich habe viele Blumen im Haus und im Garten, um die ich mich gut kümmere. Die Fenster meines Hauses sind groß, Treppen und Möbel aus hellem Holz – so ist alles hell und voller Sonne, wenn sie scheint. Ich habe ein paar Bilder an den Wänden von befreundeten Künstlern, nichts Besonderes.

Ich habe Basilikum, Rosmarin, Thymian, Minze, Dill und Petersilie im Garten. Demnächst auch Zitronenmelisse.

Die Tiere kommen von weither. Sie sind Bewohner einer anderen Welt. Man weiß nichts über diese Welt, man ahnt sie bloß. In einem Zittern im Leib, in einem Rascheln in Blättern. In Beben, hier und dort. Ein Tier ist weiblich, eines männlich, man sieht es deutlich. Man spürt es.

Ich unterrichte an der Grundschule hier im Ort Deutsch und Sachkunde.

Ich bin geschieden, mein Mann lebt aber mit seiner neuen Freundin in der Nähe. So kann ich den Jungen oft zu ihm bringen. Auch, wenn die wilden Tiere kommen.

Wenn die wilden Tiere kommen, darf kein Kind im Haus sein. Sie kommen nicht überraschend. Sie kündigen sich an. Ich kann sie auch rufen. Die wilden Tiere sind gefährlich. Aber ich habe keine Angst vor ihnen. Ich kann mit ihnen umgehen. Sie merken, dass mit mir nicht zu spaßen ist. Sie respektieren mich. Ich stelle ihnen Näpfe mit Wasser und Essen vor die Tür, wenn sie nahen. Dadurch fühlen sie sich willkommen. Ich sehe durch das Küchenfenster mit den gehäkelten Gardinen zur Eingangstür hin. Ich beobachte die Tiere beim gierigen Fressen. Danach springen sie in meinen Garten. Ich öffne schnell die Tür. Ich will nicht, dass sie meinen Garten verwüsten. Dann lieber das Haus. Die Tiere springen mit schmutzigen Pfoten über Sofas und Sessel, reißen die Pinnwand herunter und Geschirr aus Schränken, werfen Vasen um. Aber ich habe eine lange Peitsche. Ich lasse die Peitsche knallen, das schüchtert sie ein. Wenn ich mit der Peitsche ihre schwarze glatte Gummihaut treffe, zucken die Tiere und ducken sich. Ich peitsche sie so lange, bis sie ruhig werden und reuig zu mir hin kriechen, den Rücken gebuckelt, den Kopf fast am Boden. Wenn sie so weit sind, dann hole ich die Halsbänder und die Leinen. Die Tiere sind frei und schnell. Die Tiere wohnen überall und sind nirgends zu Hause. Einzig von mir lassen sie sich ausführen. Ich ziehe mir Lederhandschuhe an, denn die Tiere beißen, und nehme die Peitsche mit, außerdem einen Knüppel aus Gummi. Sie zerren sofort wie wild an den Leinen, dabei bin ich nicht schnell in meinen hochhackigen Stiefeln, das wissen sie. Ich lasse die Peitsche knallen. Das männliche Tier kuscht, das weibliche springt mich an, es beißt und kratzt. Ich nehme den Knüppel zur Hand und prügle drauflos, bis es wimmernd zu meinen Füßen im Dreck liegt. Dann trete ich es auf die Beine und marschiere weiter. Es humpelt jetzt. Das hat es sich selbst zuzuschreiben.

Im Wald machen wir zweimal Halt an einem Baum, erst muss das eine Tier, dann das andere. Später, auf einer Lichtung im Dunkeln, lasse ich die beiden Tiere übereinander herfallen. Das weibliche, das humpelnde, kauert auf allen vieren, während das männliche es besteigt. Danach öffne ich meinen Mantel, ziehe meinen Rock hoch, damit die weichen, langen Zünglein mich lecken können.

Am Waldrand lasse ich die Tiere laufen. Sie werden wiederkommen.

Die Bilder, die wir in uns tragen:

Louisa

Alter: 44 | Beruf: Lehrerin | Wohnort: Karlsruhe | Privatleben: zwei Töchter, ein Mann | Lieblingsbuch: »Liebesleben« | Lieblingsgetränk: grüner Tee | Lieblingsspeise: Bienenstich

Die Kinder bei Freunden, der Mann im Arbeitszimmer, Louisa im Atelier. Nackte Frauenkörper, die sich aus züngelnden Flammen herausschälen. Sie lässt gerade gelbes Feuer zu blondem Haar werden. An der Wand lehnt eine Leinwand, die eine einzige weiße Brust zeigt, welche von blutigen Striemen in einem netzartigen Muster überzogen ist, der Titel: *Anfassen*.

Außerdem gibt es hier ein Bild mit maskierten Menschen in schwarzen Gewändern, Titel: *Wir wissen nichts*, nackte Frauen, denen Schlangen aus allen Öffnungen kriechen – *Medusa, Schlampe*, einen Frauenkopf, der sich einem nackten Männerfuß entgegenreckt – *Stets hinauf*, einen Berg nackter Frauen, die sich ineinander verknoten, verbeißen, verküssen – *wozu Leiber*. Und so weiter.

Louisa ist Sadomasochistin. Es faszinieren sie Gewaltszenarien, aus dieser und jener Perspektive. Sie weiß nicht mehr, wie viele Bilder sie darüber gemalt hat, die niemand, außer Freunden vielleicht und der Familie, sieht. Ihre Festplatte ist übervoll von Geschichten über diese fesselnde Mischung aus Schmerz, Macht und Liebe. Sie hat sogar einen Roman geschrieben, das ist aber schon lange her. Diese Texte kennt nur wirklich niemand.

Louisa hat zwei Töchter, Zwillinge, die in zwei Jahren Abitur machen werden. Von deren Vater hat sie sich vor zehn Jahren scheiden lassen, seitdem lebt sie mit Achim zusammen, den sie vor einem Jahr heiratete. Achim hat einen Sohn, der gerade erst ins Gymnasium kam. Am Wochenende sehen sie ihn und manchmal in den Ferien.

Louisa und Achim sind Lehrer an derselben Schule, daher kennen sie sich. Sie unterrichtet Kunst und Französisch, er Französisch und Englisch.

Achim weiß, dass Louisa gewalttätige Fantasien hat. Ihr Exmann wusste das auch. Sie baut ab und zu sadomasochistische Versatzstücke in ihr Sexualleben ein – Fesseln, Wachs, Tücher, Klapse, Balgereien. Aber so richtig lebt sie nicht aus, was sie träumt. Es passte nie zusammen mit den Männern, in die sie sich verliebte, und es ist ihr nicht so wichtig. Sie malt ihre Bilder und schreibt ihre Geschichten, das genügt ihr. Das ist sogar ziemlich viel für sie. Das ist ihre Leidenschaft und ihre Selbstsuche. Das ist auch Erotik für sie, ungemein starke. Sie braucht dafür niemand anderes. Erst recht keine Szene, in der Menschen, mit denen sie gar nichts verbindet, ihr den Zauber ihrer Fantasien wegreden.

Louisa schätzt ihr Leben – die Arbeit an der Schule, die Kinder, die Ehe, die Freunde. Die Wanderungen im Grünen an Sonntagen, die vereinzelten Wochenenden in der Schweiz oder in Frankreich. Die ausgedehnten Sommerurlaube in der Toskana, das Skifahren im Winter. Sie braucht kein Mehr an Sadomasochismus in ihrem Leben und auch keine Aufregungen, die, was sie hat, aus dem Gleichgewicht bringen könnten. Es ist gut so, wie es ist.

Prinzessin der Freiheit:

Catherina

Alter: 34 | Wohnort: Berlin | Beruf: Diplom-Pädagogin

Im Jahre 2000 entdeckt Catherina das Internet für sich. Und damit erotische Chats. Sie lernt einen Mann kennen, mit dem sie ein paar Tage lang virtuell flirtet. Dann beichtet ihr der Kerl, dass er auf SM steht.

Is ja eklig, denkt Catherina – sie hat diesen Gummisklaven aus *Pulp Fiction* vor Augen, der im Keller von den fetten Jungs fertiggemacht wird.

In Wahrheit hat Catherina schon seit Langem Interesse an SM – das ist ihr bislang bloß nicht klar gewesen.

Mit 22 ließ sie sich von ihrem Freund ans Bett fesseln. »Na los, fang an!«, sagte sie dann zu ihm und wusste genauso wenig wie er, womit denn eigentlich. Irgendetwas lauerte da, knapp unter ihrem Bewusstsein, aber sie konnte es noch nicht erkennen.

Immerhin gibt sie dem Kerl aus dem Netz eine Chance, sich zu erklären. Was er denn damit meine, dass er SM praktiziere, fragt sie. Und er berichtet von dem ganzen 0815-SM-Kram, soft und einfühlsam für (Noch)Nicht-SMer aufbereitet. Er möge es eben, Frauen zu fesseln. Sie etwas härter zu ficken. Ihnen ein bisschen den Arsch zu versohlen. Als sie das liest, weiß Catherina sofort: Das ist es. Das ist, was sie will, braucht und im Grunde genommen schon immer im Kopf hatte.

Sie trifft sich mit dem Mann aus dem Netz. Er ist gleich ganz doll verliebt, sie weniger – aber sie möchte SM, und zwar flott. Der Mann aus dem Netz ist jedoch ziemlich zögerlich diesbezüglich. Er sagt: »Ich befestige jetzt mal ein paar Klammern an deinen Brüsten, okay?« Er sagt: »Ich schlage dich jetzt dreimal auf den Po, okay?« Aber das hat für Catherina alles nichts mit Sex zu tun. Oder mit dem, was sie sich vorstellt. Warum er nicht einfach ein bisschen aufs Gas drücke, will sie wissen. Er traut sich nicht. Er will ihr nicht wehtun. Er ist so verliebt.

Als Catherina merkt, dass ihre Netz-Bekanntschaft nicht so richtig in Gang kommt, sucht sie sofort weiter. Und fährt zu einem Chatter-Treffen, das in einer kleinen Stadt im Norden in einer Privatwohnung stattfindet. Da gibt es einen, vor dem man sie warnt. Weil der mit allem spielt, was nicht rechtzeitig die Flucht ergreift. Den will sie. Der zerrt sie auch tatsächlich ins Nebenzimmer und greift ihr ohne Umwege unter den Rock. Das gefällt Catherina.

Von der schüchternen Chat-Bekanntschaft trennt sie sich. Stattdessen fährt sie regelmäßig zu Chatter-Partys nach Köln. Vorher sucht sie sich im Internet ein oder zwei Jungs aus, die sie näher kennenlernen und mit denen sie vielleicht spielen will. Es ist eine spannende Zeit des Ausprobierens.

Ein knappes Jahr nach der Entdeckung ihrer sadomasochistischen Leidenschaft, mit 25, stößt sie auf Mirko. Und verliebt sich ganz unglaublich. Mirko wohnt nicht in Berlin. Sie telefonieren über drei Tage hinweg, täglich zwölf Stunden, dann sagt er, er könne jetzt gleich eine Mitfahrgelegenheit bekommen, dann wäre er um vier Uhr nachts in Berlin. Das macht er. Die beiden werden ein Paar.

Trotz Fernbeziehung verbringen sie drei bis vier Tage die Woche gemeinsam bei ihr in Berlin oder in seiner Kleinstadt. Und spielen dauernd. Beschließen ab und zu, jetzt auch mal was anderes zu machen, ins Kino zu gehen beispielsweise, aber es kann ja alles BDSM sein, wenn man nur will. Manchmal nervt Catherina das dauernde Spiel, manchmal hat sie nämlich überhaupt keine Lust, auf allen vieren die Zigarettenschachtel zu apportieren. Dann wieder findet sie, es sei alles immer noch zu wenig und man müsse doch mindestens dreißig Stunden pro Tag spielen können.

Irgendwie schaffen die beiden es, neben ihrem ausufernden sadomasochistischen Leben ihr Studium zu beenden. Danach gehen ihre Vorstellungen vom Leben auseinander. Catherina will Kinder, Mirko höchstens heiraten. Nach zwei intensiven Jahren trennen sie sich aufgrund ihrer unterschiedlichen Lebensvorstellungen.

Catherina tut sich wieder in der Szene um. Sie ist unglücklich und promiskuitiv. Aber es reicht irgendwie kein Spiel an das heran, was sie mit Mirko hatte.

Um dem Dilemma des ständigen Vergleichs und der damit verbundenen Enttäuschung zu entgehen, verlagert sie sich aufs Toppen. Sie sucht attraktive, selbstbewusste devote Männer. Keine Kriecher, sondern gestandene Kerle, die allein für sie das Knie beugen. Das macht Spaß, aber wirklich erfüllend ist es nicht.

Dann lässt sie das Spielen für vier Jahre ganz sein. Kein SM, kein Sex, dafür Depressionen.

Vor ein paar Monaten ist Catherinas Lebenslust wieder aufgetaucht. Und mit ihr die Submissivität. Dass sie in erster Linie Dominanz sucht und dass nicht jeder Sadist dominant ist, dämmerte ihr jetzt. Früher konnte sie sich das nicht eingestehen, weil es ihr aus politischen Gründen und ihrer emanzipierten Haltung als Frau wegen widerstrebte, sich einem Mann vollkommen zu unterwerfen. Jetzt denkt sie, dass Sex nicht Politik ist. Und dass ihre erotisch motivierte Unterwerfung nichts zu tun hat mit politischer Unterdrückung.

Nicht bloß masochistisch, sondern dezidiert submissiv zu sein ist neu für Catherina. Aufregend, lustvoll, allerdings auch verwirrend. Weil es tief geht. Catherina sieht sich manchmal mitten im Spiel mit ganz alten Kindheitserinnerungen konfrontiert. Ihre erotisch-submissiven Handlungen erinnern sie vereinzelt an ihr kindliches Verhalten. Daran, wie sie ihre Mutter, wenn sie in deren Augen etwas angestellt hatte, um Verzeihung anflehen musste, bis diese nach einer quälend langen Ewigkeit endlich nicht mehr böse war.

SM, so glaubt Catherina, hat neben erotischen auch therapeutische Aspekte. Es ist Traumabewältigung.

Catherinas Vater hat übrigens den *Ring der O* erkannt, den sie während der Beziehung zu Mirko am Finger trug. Und ihre Mutter hat irgendwie auch Wind von der Bedeutung dieses Schmuckstückes bekommen. Sie findet es nicht gut, dass Catherina diesen Ring trägt, sie ist der Ansicht, solche Dinge müssen nicht derart offensichtlich zur Schau gestellt werden. Und natürlich macht sie sich Sorgen wegen »alldem«. Catherinas Vater ist diesbezüglich entspannter. Wenn sie ein sadomasochistisches Date hatte, ruft er allerdings zeitnah an, um zu hören, wie es ihr geht, ob alles ok ist.

Catherinas beste Freundin hält das alles für seltsam bis pervers. Sie gibt sich alle erdenkliche Mühe, Catherina in einer anständigen Partnerbörse unterzubringen, bei *Parship* oder *friendscout*. Gleichzeitig möchte sie unbedingt haarklein erzählt bekommen, was Catherina erlebt.

Catherina besucht Stammtische, Partys und virtuelle Plattformen. Sie genießt das alles, als sei es neu für sie. Zurzeit hat sie eine Affäre mit einem dominanten Schriftsteller und hält weiterhin die Augen offen. Eigentlich möchte sie das Rund-um-All-inclusive-Paket, die große Liebe verbunden mit dem ganz großen SM-Spiel, das niemals abbricht, dazu Kinder und so weiter. Es wird viel daran gezweifelt, dass sich SM mit einer langjährigen Partnerschaft verbinden lässt, weil SMer nun mal Kick-Junkies mit Suchttendenz sind, was bedeutet, dass Reize sich abnutzen, dass vor allen Dingen durch den

Verlust der Distanz ein wesentlicher Aspekt verloren geht. Aber Catherina glaubt trotzdem an ihren Traumprinzen. Man muss sich eben Mühe geben. Nicht aufhören, einander zu überraschen, sich immer wieder Neues ausdenken, kreativ bleiben, nicht nur was SM angeht.

Bis die große Liebe da ist, hält Catherina angesichts des Umfanges ihrer momentanen Lust kaum noch etwas für unmöglich. Das Leben hat so viel Spannendes zu bieten.

Kraftverlust:

Sabine

Alter: 44 | Beruf: Steuerberaterin | Wohnort: Berlin | Familienstand: verheiratet | Lieblingsgetränk: schwarzer Tee | Lieblingsessen: Äpfel | bevorzugter Ort für Sex: ihr Bett, wo sie gleich danach einschlafen kann | bevorzugtes Spielzeug: die Möse ihrer Ex

Sabine ist Mitte vierzig, Steuerberaterin und verheiratet mit einem Mann, den sie inzwischen nicht mehr einmal die Woche verprügelt. Die meiste Zeit ihres Lebens hatte sie an so etwas sowieso nicht gedacht. Sie dachte durchaus an das Verteilen von Schlägen, sofern zur Disziplinierung nötig, aber ihr schwebten Frauen als Opfer vor. Süße junge Frauen, die sich mal in Pools, mal in Gärten, mal in Betten räkelten und darauf warteten, von ihr, Sabine, benutzt zu werden.

Sabine dachte nicht allzu oft an diese verunsichernden Szenarien der Herrschaft über weibliche Lust. Sie hatte sich ganz gut im Griff. Sie lernte viel für die Schule, machte nebenbei all das mit, was man tun muss, um als Teenager dazuzugehören, und tat, was sie konnte, um ihre Eltern zufriedenzustellen. Sie schlug mit Arbeit und Anpassung möglichst viel Zeit tot, was unter anderem den Vorteil hatte, dass ihr nur erträglich wenige Momente blieben, in denen sie sich ihrem erträumten Harem widmen konnte, was regelmäßig zu Aktivitäten in ihrem Unterleib führte, die sie allerdings beflissentlich ignorierte. Sabine kann nicht sagen, warum, aber sie hasst es, sich selbst zu befriedigen. Eigentlich findet sie, müsste sie eine bis hundert junge Frauen um sich herum haben, die ebendies jederzeit auf Befehl für sie tun. Es erschiene ihr irgendwie armselig, sich selbst zu berühren. Es ginge an ihrem Traum vorbei und würde sich somit selbst überflüssig machen.

Sabine hatte seit ihrer Jugend wechselnde, aber langjährige Beziehungen zu Männern. Weil man das erstens so macht und sie zweitens nicht allein sein konnte. Sabine schlief allerdings niemals gern mit ihren Partnern. Einfach eine Frau zu suchen, schlicht lesbisch zu leben, kam ihr nicht in den Sinn. Tat keiner, hätten alle komisch gefunden, wäre für die Eltern eine Katastrophe gewesen.

Und für sie selbst vielleicht auch, wer weiß. Sabine hatte den Verdacht, diese irren Fantastereien von Frauen, die ihr willig zu Füßen lagen, nicht langfristig kontrollieren zu können, würde sie mit einer Frau zusammenleben.

Sabine ging es psychisch nicht sonderlich gut. Mitte dreißig besserte sich die Lage entschieden, als sie Roland kennenlernte, Schriftsteller seines Zeichens, sofern nicht depressiv. Davon abgesehen ist Roland noch etwas Weiteres, nämlich Masochist. Das sagte er Sabine, die er bei einer Freundin kennenlernte, noch in der ersten Nacht, damit sie sich nicht in falschen Vorstellungen verhakte. Sabine war, was sie beide erstaunte, nicht sonderlich verwundert. Sabine war verdammt verliebt und hatte den Eindruck, ihr sei vertraut, wovon Roland sprach, wenn er von dem Erleiden lustvoller Schmerzen sprach. Sie ließ sich seine Peitschensammlung zeigen – masochistische Männer sind nicht unbedingt die begehrteste sexuelle Gruppe, weshalb sie oft mehr Spielzeug als Erfahrung besitzen. Sabine nahm ein paar der Instrumente in die Hand, fand, dass sich das gut anfühlte, ließ Roland sich bücken und die Hosen herunterziehen, langte zu und bekam das von Anfang an ziemlich gut hin. Es machte sie nicht irre vor Lust, aber es schien ihr natürlich, richtig, es freute sie die Freude des Geliebten und es stärkte erfreulich die eigene Macht.

Dass Roland nicht so scharf auf das Penetrieren ihrer Person ist, sondern lieber Schläge erhält, das kommt Sabine sehr entgegen. Dass er sich sogar freut, wenn sie ihm den Orgasmus, die sexuelle Aktivität ganz generell verbietet, auch das passt Sabine bestens in den Kram.

Es muss nicht erwähnt werden, dass es in Beziehungen noch anderes gibt als Sex und demzufolge noch mehr Schauplätze für Krisen und Kriege. Aber alles in allem war es wirklich schön mit diesem Mann, den Sabine nach nur wenigen Jahren heiratete, in dem Latexkleid, in dem er sie sehen wollte neben seiner Lederkluft. Sie hätte das nicht gebraucht, sie hätte auch in Weiß heiraten können, oder im grauen Kostüm, es war ihr egal. Wenn Sabine etwas kann, dann ist es, sich anzupassen mit dem Ziel, andere zufriedenzustellen, wovon sie sich für sich selbst ein Mehr an Ruhe verspricht.

Ihr einziges Problem: Roland hat 35 Jahre auf eine wie sie gewartet. Wie gesagt, masochistische Männer, die nicht durch überdurchschnittliche Schönheit, Schlagfertigkeit (im übertragenen Sinne) oder was auch immer für herausragende Fähigkeiten glänzen, haben es nicht immer leicht auf dem Markt der sexuellen Gaben.

Dass er jetzt tatsächlich eine der raren dominanten Frauen abbekommen hatte, machte Roland so glücklich, dass er nur mit Mühe Maß halten konnte in seinem Begehren. Er brauchte Sabine als Domina, mit Latex, Leder oder Gummiklamotten, mit dunklem Lippenstift und hohen Stiefeln, er brauchte das volle klassische Programm, und er brauchte es oft. Er brauchte es, geschlagen zu werden. Auf bestimmte Art und Weise. Er brauchte es, Angst zu haben und beleidigt zu werden. Er brauchte all das von Sabine und er brauchte auch die sadomasochistische Szene, den Austausch mit Gleichgesinnten, das Sprechen über seine erotischen Texte, anderer Leute erotische Texte, das Aufsuchen der wochenendlichen

Partys, wo sich Kleider bewundern lassen und Frauen und Spiele.

Sabine braucht das alles nicht. Es machte ihr manchmal Spaß, zu schlagen, wenn sie ausgeschlafen war, was ziemlich selten vorkommt. Und sie konnte es für Roland öfter tun. Aber nicht so oft.

Es wurde viel gekämpft um das Ob und Wann und Wie des Schlagens in ihrer Beziehung.

Schließlich nahm sich Sabine der Beziehung und sich selbst zuliebe ungewohnte vier Wochen Urlaub (sie arbeitet freiberuflich). Der Urlaub führte tatsächlich nach einer Weile zur erwünschten Entspannung, diese allerdings nicht zum neuerlichen schwarzglänzenden Honeymoon mit Roland. Vielmehr ließ ihre eigene Unlust sich jetzt nicht mehr mit der Übermüdung, der Arbeit, den Terminen erklären. Und es tauchten in ihrem Kopf vermehrt die nicht existenten Frauen auf, die sich Sabine zu Füßen warfen.

Roland liebt Sabine. Er will sie am liebsten in Latex, aber auf keinen Fall weinend. Sabine erklärte sich ihm, Rotz und Tränen im Gesicht. Roland sah keine Schwierigkeit, vielmehr Hoffnung am verhangenen Horizont. Roland mag Frauen, die mit Frauen schlafen, wie die meisten Männer. Roland fand, es sei an der Zeit für seine Frau, sich eine Frau zu suchen.

Sabine zierte sich, Sabine wusste nicht so recht, Sabine fürchtete sich. Roland trieb sie an. Welche ihr gefiele, fragte er bei den SM-Treffen, bei den Partys, zu denen Sabine jetzt, der Brautschau wegen, ihn endlich mit Lust begleitete. Sie hatte eine im Visier, eine junge, dünne. Aber sie befanden sich in der Szene der Heterosexuellen und die Frau spielte mit Männern. Sabine war ohne Hoffnung. Roland hingegen legte einen Mut an den Tag, den er so von sich gar nicht kannte, und sprach die Auserwählte seiner Frau an ihrer statt an. Wer sie sei, wollte er wissen, ob sie ungebunden sei und ob sie ge-

gebenenfalls auch mit Frauen spielen würde. Ihre Antworten fielen durchweg positiv aus und Roland staubte sogar ihre E-Mail-Adresse ab.

Sabine war tapfer und wurde offensiv.

Und dann ging es los.

Sabine traf die Frau, die Chiara hieß. Sie schlug einmal zu und war blindlings verliebt.

Was an dieser Frau wirklich gut war (von der Tatsache abgesehen, dass sie eine Frau war): Sie gehorchte, ohne Ansprüche zu formulieren. Roland wollte stets bloß geschlagen werden und zwar genau so, wie es ihm vorschwebte. Roland ließ sich nicht beherrschen, Roland beherrschte vielmehr Sabine, indem er ihr in knappen Anweisungen verständlich machte, wie genau er unterdrückt zu werden wünschte. Roland hatte auch nicht viel übrig für zartere Töne, für subtileres Spiel. Roland wollte Schmerzen und zwar ganz bestimmte. Eigentlich am liebsten den Rohrstock, an manchen Tagen auch die Single Tail – den Umgang mit ihr hatte er Sabine beigebracht. Manchmal, eher selten, breitere Instrumente wie Flogger, Gürtel. Roland wollte auch fixiert werden, aber richtig, so dass er sich nicht mehr befreien konnte. Wenn sie ihn nicht fixierte, konnte er sich nicht hingeben.

Chiara verlangte nichts. Man musste Chiara nicht stark schlagen, damit sie schrie. Man musste Chiara auch nicht festbinden, damit sie verharrte, wo sie war. Chiara gehorchte. Chiara unterwarf sich, ohne dazu gezwungen werden zu müssen. Chiara kniete stundenlang. Chiara musste nicht unterhalten, angeregt, in Schwung gebracht werden. Chiara ergab sich.

Zum ersten Mal in ihrem Leben erlebte Sabine sexuelle Erfüllung. Sie war plötzlich andauernd geil. Und Chiara besorgte es ihr genau so, wie sie es wollte. Chiara ließ sich kontrollieren und erniedrigen, während sie es ihr machte, das war Sabine wichtig. Chiara ließ sich auch vögeln, sooft Sabine nur wollte, und Sabine wollte oft. Chiaras Lust gehörte Sabine und sie war offensichtlich unerschöpflich und vollkommen an Sabines Person gebunden. Chiara ließ sich traumhaft gebrauchen.

Chiara und Sabine versanken in den rosaroten Sonnenblitzen der allerersten Liebe. Die Welt eine Nebensache, die Lust ein langer, breiter Fluss, der niemals austrocknete. War Sabine bislang zu Fuß durch ihr Leben geschritten, so glitt sie jetzt fischgleich durch die sprudelnden Wasser ihres neuen Vergnügens. Weswegen sie nicht mehr fallen, sich nichts mehr aufschlagen, blau schlagen konnte und weswegen ihre Schultern sich aufzurichten begannen. Die Welt eine Nebensache. Ein Mann, der von ferne Worte sprach, die sich in Sabines Bewusstsein nicht zu Bedeutung formten, eine Arbeit, die sich erledigte, ohne dass Sabine sich investieren musste. An den Rändern von Sabines Fingernägeln sammelte sich manchmal Chiaras weiße Lust. Kunden sprachen, Roland sprach und Sabine versank in dem weißen Rand ihres rechten Zeigefingernagels.

Sabine hatte nie viel mit Sex am Hut gehabt, dem ganzen Kram. Sabine meinte stets, die Welt überschätze die Sexualität, was vor allen Dingen an der Vorherrschaft der Männer läge, die offensichtlich ein ihr so völlig fremdes Triebleben besaßen.

Jetzt allerdings begann sie, das anders zu sehen. Sabine wurde diesen zumindest latenten Zustand der Erregung, der begonnen hatte mit dem ersten Schlag auf Chiaras Po, nicht mehr los. Sabine wurde süchtig nach Chiara und danach, sie zu unterwerfen. Chiara gehörte Sabine und das nicht nur sexuell. Sabine ließ ihr ein S auf den Venushügel tätowieren. Chiara erledigte Schreibarbeiten und Botengänge für Sabine. Chiara putzte ihre Wohnung und die von Sabine. Chiara ließ sich mit dem Rohrstock bestrafen, wenn sie für ihr Medizinstudium nicht genug gelernt oder vergessen hatte, laufen zu gehen. Chiara trank keinen Alkohol mehr, weil Sabine es ihr verbot, und wurde auf Sabines Befehl hin Vegetarierin. Sabine vögelte Chiara, wo und wann sie wollte, sie griff ihr an jedem beliebigen Ort zwischen die Beine.

Sabine sprühte und strotzte vor Kraft, als es begann, und ging auf dem Zahnfleisch nach einem Jahr. Die Arbeit, die Ehe und dazu jetzt der Sex, von dem sie nie genug bekam, die ständige Gier danach, Chiara am Boden zu sehen, und die ungemeine Verantwortung für Chiara auch plötzlich. Denn die büßte große Teile ihrer Selbstständigkeit, ihres Selbstbewusstseins zwangsläufig ein unter der immer allumfassenderen Fremdherrschaft durch Sabine. Ein Körper, eine Seele, ein Wesen muss beherrscht werden von einem Ich zu jeder Zeit des Tages. Und wenn dem eigenen Ich das Recht auf die Ausübung dieser Herrschaft untersagt worden ist, weswegen es sich stillschweigend von dannen schleicht, dann muss ein anderes Ich her zur Herrschaft, in Chiaras Fall das von Sabine. Sabine konnte aber nicht permanent und überall über Chiara herrschen, da sie ja ihre anstrengende Arbeit als selbstständige Steuerberaterin und ihre ebenfalls immer anstrengendere Ehe mit dem depressiven, und also nicht arbeitenden, aber jammernden Schriftsteller zu bewältigen hatte.

Alles endete nach anderthalb Jahren mit Chiara, die plötzlich nur noch essen konnte, wenn Sabine es ihr befahl, was diese oft vergaß, mit Roland, der stundenlang brüllte und die Wohnungstür von innen abschloss, um Sabine daran zu hindern, zu Chiara zu gehen, die ihm inzwischen als Folie für all den Hass, den er zeit seines Lebens angesammelt hatte, diente, und mit Sabine, die plötzlich einen Nervenzusammenbruch erlitt, anschließend in Apathie versank, eine Woche im Bett unter Drogen verbrachte und sich dann per Mail von Chiara trennte.

Danach wechselte sie Mailadresse und Telefonnummern, damit Chiara nicht nach ihr greifen könnte.

Das ist inzwischen zwei Jahre her. Sabine weiß, dass Chiara nicht verhungert ist, sie hat sie ab und zu von ferne gesehen, in der Szene. Sonst weiß sie nichts mehr über sie. Sabine geht ihrer Arbeit nach, Roland schreibt von Zeit zu Zeit dies und das. Sabine begleitet Roland zu Szenetreffen und pflegt die gemeinsamen, szeneinternen Freundschaften. Sie wird ihn nie wieder schlagen, das hat sie sich auserbeten, aber sie hilft ihm bei der Suche nach Spielpartnerinnen.

Mit Sexualität hat Sabine nichts mehr am Hut.

Raubtiere und Diener:

Amalthea

Alter: 32 | Beruf: Sprachdozentin | Wohnort: Landshut | Familienstand: Ehemann, Exmann, anderthalb Kinder | Lieblingslektüre: »Der Herr der Ringe« | Lieblingsmusiker: ASP | Lieblingsgetränk: Single-Malt-Whisky, insbesondere Laphroaig

Amalthea ist 16 und hängt bei ihrer besten Freundin rum. Die beiden trinken Cola und hören Musik. Später am Abend wollen sie in einen Club gehen.

Amalthea erzählt ihrer besten Freundin etwas sehr Intimes. Wie das üblich ist zwischen besten Freundinnen. Ihre Freundin verlässt das Zimmer, kommt zurück, sagt, sie habe Kopfschmerzen, sie brauche ihre Ruhe und sie werde heute nicht mehr tanzen gehen.

Damit war die Freundschaft beendet. Amalthea ist ihrer ex-besten Freundin nicht böse, denn immerhin plauderte sie ihr Geheimnis nicht aus, aber sie kann auch nicht zu jemandem Nähe herstellen, der diesen Teil ihres Selbst nicht akzeptiert.

Mit ihrem nächsten Outing wartete Amalthea neun Jahre. Ihre Mutter brach in der Küche in Tränen aus. Was, wenn Amalthea ihre beiden Hunde misshandle und später ihre Kinder. Aus purer Freude am Schmerz der anderen. Amalthea redete gegen das Schluchzen ihrer Mutter an, sprach vom Unterschied zwischen nicht einvernehmlicher Gewalt und dem erbetenen, erhofften, ersehnten Schmerz, der aus Liebe gegeben und empfangen wird, der vereint und verbindet.

Das hat ihre Mutter inzwischen verstanden, genauso, wie sie das Gothictum ihrer beiden Töchter stets verstand. Heute grillt sie im Garten mit Amaltheas sadomasochistischen Freunden und verspürt keinen Impuls, ihren devoten Schwiegersohn zu retten. Ihrem Tagebuch entnimmt Amalthea, dass sie mit elf Jahren ihre ersten sadomasochistischen Fantasien entwickelte. Damals stellte sie sich vor, Dompteurin in einem Zirkus zu sein. Ihre Raubtiere waren nackte Männer und Frauen, die auf ihren Befehl hin Kunststücke vollführten.

Dominante Tendenzen wies ihr Verhalten allerdings schon viel früher auf. Ihre kleine Schwester musste in kindlichen Rollenspielen Strafen über sich ergehen lassen, wenn sie nicht parierte, und Erwachsene hatten um Erlaubnis zu bitten, wollten sie Amalthea küssen.

Mit zwölf, dreizehn machte sich Amalthea Sorgen, krank zu sein. Wenn man liebe, dachte sie, könne man dem geliebten Wesen doch nicht Schmerzen zufügen wollen.

Glücklicherweise war Amalthea schon immer eine Leseratte. Sie entdeckte die Biographie von Domenica, die unter anderem als Domina arbeitete und vieles andere mehr, aus der sie schloss, dass es Männer gibt, die dafür bezahlen, geschlagen zu werden. Wenn es solche Männer gibt, schlussfolgerte sie, müsste es auch Frauen geben, die gerne schlagen. Das beruhigte sie. Von D/S, 24/7, SM als Beziehungsform, von submissiven Frauen und dominanten Männern wusste sie damals noch nichts. Das alles erfuhr sie erst später.

Sie ging zum Studieren nach Regensburg und entdeckte dort mit 22 einen SM-Stammtisch, den sie regelmäßig aufsuchte. Es verschlug sie nach München und auch dort besuchte sie die örtlichen Stammtische. 1999 rief sie selbst in Landshut den Stammtisch *SMalltalk* ins Leben.

Sie fühlt sich wohl in der SM-Szene, heimisch, aufgehoben. Unter Gleichen. Eine Partygängerin ist sie allerdings nicht.

Das Schaulaufen liegt ihr ebenso wenig wie das Abdriften in Oberflächlichkeiten, wo SM doch eigentlich etwas so Tiefgehendes ist.

Ihre erste sadomasochistische Beziehung hatte Amalthea mit 16. Es ergab sich irgendwie, dass sie ihren gleichaltrigen Freund in die Brustwarze biss, während sie seine Arme hinter seinem Kopf verschränkt hielt. Er spielte Widerstand, aber sie merkte deutlich, dass nicht nur sie gerade sehr glücklich war. In diesem Moment geschah nicht mehr, aber in der Folgezeit experimentierten die beiden wie wild. Ohne Vorbilder und ohne sadomasochistische Logistik missbrauchten sie Lineal, Kochlöffel, Tücher, Seile, Gurken und andere Alltagsgegenstände für ihr neu entdecktes Liebesspiel. Amalthea lieh sich Bücher über die menschliche Anatomie aus, um zu erfahren, was sie tun dürfe und was sie lieber lassen sollte.

Nach drei Jahren scheiterte diese Beziehung an unterschiedlichen Lebensentwürfen. Heute will ihr Exfreund von seiner »perversen« Vergangenheit nichts mehr wissen.

Amalthea lebte eine Weile lang polyamourös mit wechselnden, mehr oder weniger verbindlichen, mehr oder weniger innigen Spielbeziehungen zu Männern und Frauen.

Sie erlebt BDSM mit Frauen ganz anders als mit Männern. Frauen möchte sie an die Hand nehmen und behutsam an ihre Grenzen führen, sie sanft in den Abgrund ihrer eigenen Lust stürzen und unten wieder auffangen. Von Männern wünscht sie sich sofort den Willen zur Selbstaufgabe, zur absoluten Hingabe, zum fraglosen Dienen.

Nach ein paar Jahren fühlte sich Amalthea durch das viele Spielen mit vielen abgestumpft. Sie hörte damit auf, brach alles ab, lebte, was BDSM angeht, enthaltsam und sammelte Kraft, bis sie ihren Diener fürs Leben kennenlernte.

Dazwischen lag eine unglückliche BDSM-freie Ehe, nach der Amalthea 2003 beschloss, sich nie wieder auf Vanilla-

Beziehungen einzulassen, weil es nun mal bei allem guten Willen nicht das war, was sie wollte. Sie meldete sich in einem Internetportal an und lernte ihren heutigen Mann kennen. Was sie sich immer gewünscht hatte, wurde plötzlich real. Er sagte Dinge (und meinte sie ernst), von denen sie sich niemals erträumt hätte, sie je tatsächlich zu hören. Dass er ihr Eigentum sei, ihr Diener, ihr ganz und gar gehören und sich ihr unterwerfen wolle. Bis dahin, glaubt Amalthea, hatte sie bloß gespielt – jetzt begann sie, ihren Sadomasochismus zu leben. Sie führt eine 24/7- Beziehung. Ihr Mann tut nichts ohne ihre Erlaubnis, weder auf die Toilette gehen noch etwas essen. Sie gibt ihm Taschengeld und kümmert sich um seine Karriere. Wichtiger als das Zufügen von Schmerzen ist Amalthea die ständige Verfügbarkeit ihres Mannes. Dass er ihre kleine Hure ist, die sich jede Aufmerksamkeit, ob im Alltag, beim Sex oder in der Freizeit, erst einmal verdienen muss.

Das Machtgefälle ist immer existent (denn das ist es, woraus das Paar Glück und Erfüllung zieht), allerdings manchmal bloß latent. Immerhin haben die beiden einen vierjährigen Sohn, das zweite Kind ist unterwegs – neben dem BDSM-Leben gibt es auch ein Familienleben zu teilen.

Arbeit, Kinder und Diener scheinen Amalthea nicht zu überfordern. Im Gegenteil, sie schöpft Kraft aus ihrer pausenlosen Herrschaft, ruht in sich selbst mehr denn je. Ihr Mann, der sich zu Beginn gegen manches, wie beispielsweise seine finanzielle Abhängigkeit, gesträubt hatte, weil es an seinem Gefühl für seine Männlichkeit kratzte, hat ebenfalls den Eindruck, Kraft aus seiner Unterwerfung zu ziehen, echter und selbstbewusster denn je bei sich angekommen zu sein.

Amalthea arbeitet im Bildungswesen. Da sie Frau ist und dann auch noch Grufti, muss sie oft gegen Vorurteile ankämpfen. Sie gibt sich alle Mühe, zu verhindern, dass ihr BDSM-Leben auch noch bekannt wird, das Maß der für sie tragbaren Diskriminierung wäre dann definitiv überschritten. Sie versucht aber trotzdem, wo immer sie kann, Toleranz und Offenheit in die Köpfe der sie umgebenden Menschen zu bringen, damit nicht auf alle Zeiten hin Menschen Teile ihres Selbst verbergen müssen.

Wo wir Kinder sind:

Lena

Alter: 30 | Beruf: Soziologiestudentin | Wohnort: Berlin | Familienstand: Single

Mir tut das nicht gut. Ich werde dabei abhängig. Ich liebe dabei so sehr, dass ich alles riskiere. Ich kann keine Grenze setzen. Mir macht das Angst. Ich werde dabei verrückt vor Angst, weil ich alles riskiere.

Ich hatte das schon einmal ein bisschen. Nicht ganz. Ich habe mich nicht richtig geöffnet. Es war auch nicht alles möglich. Das war gut so. Es ging nämlich kaputt. Es war rasend schlimm. Es ist immer noch schlimm. Es hätte aber schlimmer kommen können.

Ich sehne mich nach älteren Männern. Ich habe schon lange mit älteren Männern geschlafen, bevor ich begann, BDSM zu leben. Das kam dann durch Zufall hinzu. Weil Roland, mit dem ich zusammen war, damit anfing. Roland hatte eine Ehefrau und zwei kleine Kinder, er war 42, ich 28. Ich habe ihn in einem Café kennengelernt. Ich saß da und habe ihn angeflirtet. Das hat funktioniert. Roland fragte in der dritten Nacht, was ich von SM hielte. Wie bitte, fragte ich zurück, und er sagte, er würde mich gerne schlagen. Und vielleicht hätte ich auch mal Lust, vor ihm zu knien.

Das war schon immer in mir angelegt gewesen, ich hatte bloß keine Worte dafür gehabt. Ist ja oft so im Leben. Und solange man keine Worte für die Sache hat, steht man ihr hilflos gegenüber. Man durchschaut sie nicht so ganz, man sieht sein Begehren wie hinter Nebelschwaden und wenn man nicht einmal genau benennen kann, was es ist, was man will, dann kann man erst recht keine vernünftige Reflexion und dann auch keinen Diskurs darüber beginnen, wie man am besten bekommt, was man will, was einem das gibt, was das mit einem macht, wie man so damit umgeht, dass man es im Griff hat und nicht umgekehrt.

Mit Roland wurde das dann ganz schlimm. Weil ich so verliebt war.

Was ich eigentlich immer im Kopf hatte, das waren nicht unbedingt Schläge und der ganze Szenekram, Knien, Handschellen, »Ja, Meister« und so was. Ich hatte eher Kind-Fantasien.

Dass ich ganz klein bin und von einem bösen Mann entführt werde, der mich vergewaltigt.

Oder auch, dass ich bei einem lieben, erwachsenen Mann bin, der was von Papa hat und mit mir meine Sexualität entdeckt, die ich ihm schenke als Dank dafür, dass er mich vor der großen bösen Welt beschützt.

Dass ich den Erwachsenen, der auf mich aufpasst, total liebe, aber er mich an andere Männer verkaufen will, was mich todunglücklich macht, denn ich möchte bei ihm sein. Am Ende überzeuge ich ihn.

Ich wusste überhaupt nicht, dass das etwas mit SM zu tun hat. Und auch nicht, dass das eigentlich normal ist. So normal solche Dinge halt sein können.

Inzwischen weiß ich natürlich, dass ich nicht die Einzige bin, die auf so was steht. Man nennt das Ageplay und es ist eine Spielart von BDSM. Wobei ich gar nicht weiß, ob das stimmt. Ich komme aus einer kleinen Stadt im Norden, da gibt's keine SMer oder jedenfalls begegnet man ihnen nicht so einfach. Jetzt, wo ich in Berlin wohne, ist das besser. Aber ich finde, dass es auch hier in der Szene ziemlich viele Ausgrenzungen und Nichttoleranzen gibt. Ageplay ist beispielsweise etwas, was für viele nicht geht. Kindesmissbrauchsfantasien erschrecken die meisten. Ich habe kürzlich etwas mit einem Mann angefangen, der den Kontakt zu mir abbrach, nachdem ich ihm von diesen Fantasien erzählt habe. Er meinte, ich sei pervers. Ich weiß nicht, warum ihn das verwunderte, wir hatten uns schließlich in einem SM-Forum kennengelernt.

Ich habe das nie mit jemandem gespielt. Roland wollte nicht, keine Ahnung, warum, aber es ist besser so, denn sonst hätte ich mich noch mehr verloren.

Politisch ist natürlich untragbar, was ich mir da vorstelle. Ich bin eigentlich Feministin und Anarchistin sowieso. Ich möchte natürlich selbstständig sein, mich frei entfalten, niemanden unterdrücken und niemals unterdrückt werden und so weiter. Aber es gibt eben diese sexuellen Wünsche, die wirklich sehr mächtig sind. Ich weiß nicht, wo mich das hinführt, wenn ich das einmal lostrete. Roland habe ich so geliebt, dass ich völlig außer mir war, obwohl wir nicht einmal konkret diese Kindesmissbrauchssachen gespielt haben. Wenn man etwas mit einem Mann hat, der wesentlich älter ist als man selbst, kann man sich ja immer irgendwie so etwas vorstellen, wenn man sich Mühe gibt, sich jung zu fühlen.

Außerdem glaube ich, dass es mir nicht gut täte, einen zu finden, mit dem ich meine Wünsche ausleben kann. Mir ist das so wichtig, dass es mich total abhängig machen würde. Lieber verzichte ich von vornherein darauf, als den Schmerz zu spüren, der entsteht, wenn jemand mir das wieder entzieht, nachdem er es mir gegeben hatte.

Deshalb spiele ich momentan bloß mit jungen Männern. Die berühren mich per se nicht so tief, dass sie mir gefährlich werden könnten. Mit den jungen Männern kann ich die Kleines-Mädchen-erwachsener-Mann-Nummer – oder auch umgekehrt ein Spiel mit einem kleinen Jungen und einer reifen Frau – spielen, ohne dass es mich tief trifft, weil das Spiel so offensichtlich bloß Spiel ist. Mit den jungen Männern habe ich Spaß und auch Orgasmen, aber ich verliere mich nicht. Ich gewinne demzufolge auch nicht allzu viel. Ich schwanke zwischen knapp im Guthaben und knapp im Dispo sein. Das ist relativ ausgeglichen. Ich hätte gerne etwas anderes, aber das machen meine Nerven nicht mit.

Gruppenspiel:

Marianne

Alter: 35 | Beruf: nicht erwerbstätige Geisteswissenschaftlerin | Wohnort: Berlin |Familienstand: ein fester Partner, mehrere locker assoziierte Partner | Lieblingsort für Sex: Wiesen, Strände, zur Not auch unser Wohnzimmer

Herbi und ich sind seit sechs Jahren zusammen. Vorher hatte ich eine Vanilla-Beziehung. Ich hatte schon früher Fantasien über Macht und Gewalt, aber ich dachte, das sei der innere Schweinehund, den man eben überwinden müsse. Ich fand es okay, beim Sex an Schläge zu denken, wenn ich das brauchte, aber ich fand es nicht okay, mein Gegenüber tatsächlich zu verletzen. Dass ich das nicht tue, dass diese Schmerzen, die man beim SM empfindet, nichts mit Verletzungen zu tun haben, dass die vielmehr heilsam sind, das war mir früher nicht klar.

Ich war in einer festen Beziehung mit einem anderen Mann, als ich Herbi kennenlernte. Wir begegneten uns bei einer Attac-Veranstaltung und fühlten uns sofort voneinander angezogen. Er hat bei Vorträgen und Diskussionen Fragen gestellt, die alle völlig aus dem Konzept brachten. Mir gefiel es, dass er so unangepasst war, wo es in linken Kreisen ja oftmals einen unglaublich starken Anpassungsdruck gibt, den man da eigentlich gar nicht vermutet. Ich mag Menschen, die ihren eigenen Kopf haben, Dinge auch mal ganz anders denken, sich ihre Ansichten nicht vorkauen lassen. Ich war damals 29, mein Freund auch, und Herbi Mitte vierzig. Ich fand ältere Männer schon immer spannend. Herbi hatte zu dem Zeitpunkt keine Partnerin, dafür eine Exfrau und zwei Kinder. Mein Freund und ich führten eine offene Beziehung. Es sprach für mich also nichts dagegen, mit Herbi mitzugehen. Bei ihm zu Hause saßen wir dann in der WG-Küche rum, tranken Rotwein, redeten und redeten und ich fand unsere Gespräche echt toll, aber ich hatte schon auch Lust, mit ihm zu schlafen. Ich glaube, ich bin irgendwann ein bisschen offensiver geworden, was das Flirten angeht, und dann sagte er, er müsse mir an dieser Stelle etwas mitteilen, es sei nämlich so, dass seine Sexualität eine sei, die in linken Kreisen nicht sonderlich viel Ansehen genieße. »Wieso«, habe ich gewitzelt, »schlägst du gern Frauen?« Und er sagte: »Ja, genau.« Dann hat er mir sicher zwei Stunden lang alles Mögliche über SM erzählt, Aufklärungsarbeit vom Feinsten geleistet, und ich war so was von hin und weg. So wie Herbi mir das geschildert hat, war es überhaupt nicht so, dass man als Linker diese Gewaltfantasien unterdrücken musste, vielmehr war es völlig in Ordnung, das auszuleben, sich selbst zu befreien, einen spielerischen, heilsamen Umgang mit Macht zu entwickeln.

In der Nacht haben wir dann witzigerweise gar keinen Sex mehr gehabt, weil wir so müde waren. Aber wir haben uns zwei Tage später schon wieder getroffen, und ich war in der Zwischenzeit so aufgeregt wie selten.

Mein Vanilla-Freund hat sich relativ bald nach meinem sadomasochistischen Coming-out von mir getrennt, weil er das gar nicht teilen oder auch nur verstehen konnte. Gleichzeitig war er total verletzt, er fühlte sich von mir betrogen, weil ich mich in sexuellen Sphären bewegte, die ihn ausschlossen. Ich glaube, er hatte auch das Gefühl, dass ich ihn verachten oder zumindest langweilig finden würde, weil er kein SMer war. Und klar, mir hat der SM-Sex mit Herbi wirklich mehr gebracht.

Meinem Ex gelang es, ein paar gemeinsame Freunde davon zu überzeugen, dass ich arrogant oder abartig, in jedem Fall zu meiden sei. Aber so was kann einem nach jeder Trennung passieren, das hat nicht unbedingt etwas mit SM zu tun.

Vor zwei Jahren sind Herbi und ich zusammengezogen. Uns war klar, dass wir nicht diese klassische Pärchen-Nummer haben, sondern weiterhin offen bleiben wollten, was für uns bedeutet hat, auch zu zweit in einer WG mit anderen zu leben. Es ist aber als SMer nicht so leicht, WG-Genossen zu finden – ich hätte auch echt wenig Lust, zu spielen, wenn ich weiß, da müssen jetzt Leute zuhören, die jedes Mal zusammenzucken, wenn ich schreie.

Aber wir haben nach längerer Suche drei Leute gefunden, die unsere sexuellen und politischen Ansichten teilen und die uns außerdem sehr sympathisch waren. Mit denen wohnen wir jetzt zusammen, drei Männer also und zwei Frauen. Wir schmeißen alle unsere Einkünfte zusammen – einer studiert noch, einer macht sich gerade als Goldschmied selbstständig, wir anderen bekommen Hartz IV und machen ab und zu irgendwelche Jobs, Herbi viel Handwerkliches. Wir haben auch alle miteinander Sex und SM. Herbi ist immer dominant, ich switche, Sandra ist immer submissiv, Mike und Chris switchen auch. Sandra ist mit Chris fest zusammen, und mit mir, seit wir zusammenwohnen, auch immer enger. Mike war die letzten Jahre mit Ruth zusammen, die dann auch zu uns gehört hat. Jetzt haben sie sich aber getrennt und sie kommt nicht mehr zu uns.

Auf Playpartys gehen wir selten. Die SM-Szene ist in der Masse so dermaßen konsumgeil, so sehr an Oberflächlichkeiten, an Gefallenwollen, an Normensetzen und -erfüllen orientiert, dabei so heteronormativ und chauvinistisch, dass wir uns da nicht wirklich wohlfühlen können. Wir spielen also hauptsächlich in unseren eigenen Räumen – wir haben ein großes Bad mit separater Wanne und Dusche, ein riesiges Wohnzimmer, das in eine große Küche übergeht, dann unsere eigenen Zimmer und auch eine Besenkammer, die wir als Kerker nutzen.

Manchmal spielen wir einzeln, also in Duetten oder Terzetten, manchmal spielt die ganze WG miteinander, manchmal laden wir uns für größere SM-Spiele auch andere Freunde aus diesem Kontext ein. Ab und zu ist einer von uns einen Tag oder eine Woche lang der/die Sub von allen. Das bedeutet nicht – außer, es ist explizit gewünscht –, dass diese Person einkauft, putzt oder so etwas – diese Alltags-Versklavung aus Bequemlichkeit, wo man unter dem Deckmantel der Erotik die Arbeitskraft eines anderen, seine Leistungsfähigkeit für sich selbst nutzbringend ausbeutet, das ist überhaupt nicht unser Ding. Aber wenn ich zum Beispiel die Wochen-Sub bin, dann darf jeder sexuell übergriffig werden, mir wehtun, spöttische Bemerkungen machen, mir verbieten, mich hinzusetzen und so weiter. Außer, ich sage sofort eindeutig nein – wir spielen mit dem Ampel-Safeword-System.

Länger als eine Woche möchten wir nicht jemanden in einer Rolle lassen, weil uns wichtig ist, den (Rollen-)Spielaspekt dabei immer klar vor Augen zu haben, und je länger man spielt, desto mehr läuft man Gefahr, seine Spielpersona nicht mehr von sich selbst trennen zu können oder die der anderen von ihrem eigentlichen Sein.

Das gibt es ja ganz oft, dass SMer ein Abendessen veranstalten, wo die Tops sich von den Subs bedienen lassen. Das finden wir ziemlich einfältig. Deswegen haben wir kürzlich ein paar Leute zum Essen eingeladen und die Subs wurden von den Tops bedient. Wir Tops mussten die Subs quasi verführen. Es war auch vorher nicht klar, wer mit wem spielt vorher. Wir mussten unsere Beute sozusagen hofieren, damit sie uns erlaubt, sie zu erlegen. Das war sehr schön.

Das vorletzte Gruppenspiel sah so aus, dass unsere Wohnung ein Bordell war. Herbi hat sich als Zuhälter betätigt, wir anderen waren die Huren. Aber Chris zum Beispiel war ein dominanter Stricher – also gegen Bezahlung (die natürlich nur in Weinflaschen und Salaten fürs Buffet bestand) hat er sich dazu herabgelassen, Leute zu schlagen oder in den Arsch zu ficken. Über einen submissiven Kunden, der Chris »gekauft« hatte, ist Herbi dann plötzlich hergefallen und hat ihn »zusammengeschlagen«, weil er angefangen hatte, mit Chris zu feilschen, ob er nicht mehr Ohrfeigen bekommen könnte, als mit Herbi ausgemacht. Und am Ende sind wir alle auf die Freier losgegangen und haben gedroht, wir würden sie jetzt dafür büßen lassen, dass sie uns vergewaltigt haben. Das endete dann in einer sehr lustigen Massenbalgerei. Danach haben wir über Sexarbeit gesprochen, über Dienst- und Gegenleistungen, wie und ob man überhaupt von jemand anderem was kaufen kann, ohne ihn dabei seines Menschseins zu berauben und ihn somit auszubeuten.

Wir sind sehr zufrieden mit unserer WG und den Leuten, die außenherum noch locker assoziiert sind und zum Beispiel zu den Gruppenspielen kommen.

Das einzige Problem ist derzeit, dass viele von uns anfangen, über Kinder nachzudenken. Wenn wir wirklich Nachwuchs bekämen, würde sich dadurch natürlich vieles ändern und wahrscheinlich wären auch viele Dinge einfach nicht mehr möglich. Aber dann müssten wir uns eben neue Strukturen einfallen lassen, das würde schon gehen, und jede Veränderung ist ja auch spannend.

Neue Wege:

Maria

Alter: 52 | Beruf: Krankenschwester | Wohnort: Oberhausen | Liebesleben: ein Fast-Exmann, ein Partner, ein Spielpartner | Lieblingsbuch: »Die Tore der Welt« | Lieblingsmusiker: Herbert Grönemeyer | Lieblingsgetränk: Bier | Lieblingsessen: Steak | Bevorzugter Ort für Sex: Bett | Lieblingsspielzeug: der Geliebte

Wie bist du zum Sadomasochismus gekommen, wie hat das angefangen?
Nahezu drei Jahrzehnte lebte ich mit meinem Ehemann in überwiegend konservativen Verhältnissen, doch nachdem unsere für mich in weiten Teilen unbefriedigende Sexualität ganz zum Stillstand gekommen war, fasste ich mir vor gut einem Jahr ein Herz und beschloss, mir einen Liebhaber zu suchen. Von meinem Mann wollte ich mich zum damaligen Zeitpunkt noch nicht trennen, aber ich fühlte mich auch noch zu jung, um auf Sex zu verzichten.

Ich fand mich sehr mutig, und auch eine Freundin, die ich recht früh ins Vertrauen gezogen hatte, bestätigte mich darin, dass es in Ordnung sei, mir das, was ich von meinem Mann nicht mehr bekommen würde, woanders zu holen.

Mehr durch Zufall entdeckte ich auf einer Partnerbörse das Profil eines dominanten Mannes, wobei ich zu dem Zeitpunkt mit Bezeichnungen wie »devot« und »dominant« noch nichts anfangen konnte. Jedoch berührte mich, was in seinem Profiltext stand, und so schrieb ich ihn an. Wir trafen uns ziemlich bald. Er sprach viel über BDSM und ich hörte ihm stundenlang völlig fasziniert zu. Wovon ich seit zwanzig Jahren träumte, bekam plötzlich einen Namen.

Er empfahl mir diverse Internetseiten und in den folgenden Wochen las ich in jeder freien Minute über BDSM.

Wie kam es dann zu den ersten realen Treffen?
In entsprechenden Foren lernte ich dann dominante Männer kennen, mit denen ich erste »Gehversuche« machte, wobei ich im Rückblick gesehen ziemlich leichtsinnig war, denn über das Covern hatte ich zu dem Zeitpunkt noch nichts gelesen. Ich hatte jedoch Glück und traf immer auf sehr verständnisvolle und behutsame Männer, die es verstanden, mich mit Geduld und großem Einfühlungsvermögen ganz langsam an verschiedene Praktiken heranzuführen. Ich war zugegebenermaßen unglaublich ungeduldig und ließ mir zu Beginn nicht die Zeit, wirklich mit den Männern vertraut zu werden. Ich wollte in erster Linie lernen und keine stabile Beziehung aufbauen.

Im Innersten wusste ich, dass SM etwas war, was ich mein ganzes Leben lang unbewusst vermisst hatte, und schließlich meldete ich mich in der *Sklavenzentrale* an. Hier fand ich eine Plattform, die mir Informationen bot, die ich so bisher noch nicht gekannt hatte, nämlich persönliche Erfahrungsberichte über diverse Praktiken, Tabus und auch weniger schöne Erlebnisse. Ich wusste noch nicht, wo ich stand, sah mich als devot und konnte mir nicht vorstellen, dass Schmerzen mich erregen würden, aber ich las jeden Eintrag im Forum und war fasziniert von dieser neuen Welt, die sich mir gerade öffnete.

Ich ging mit einem dominanten Mann eine Spielbeziehung ein und dabei lernte ich quasi spielerisch, welche überwältigenden Emotionen in mir verborgen waren. Anfangs erschreckte ich den Mann, weil es oft vorkam, dass ich plötzlich heftig in Tränen ausbrach, aber für mich war das einfach so, dass ein Stauwehr geöffnet wurde und sich heftigste Gefühle auf wohltuende Weise bemerkbar machten. Oft konnte ich meine Gefühle nicht artikulieren, verirrte mich in meinem Emotionsdschungel. Ich glaubte, diesen Mann zu lieben, wobei ich rückblickend sagen würde, dass ich hauptsächlich das liebte, was er mit mir tat, und für ihn zwar große Zuneigung und tiefes Vertrauen, aber keine Liebe empfand. Bei jedem Treffen lernte ich mich näher kennen und war immer wieder erstaunt über die variationsreichen Gefühle, die sich in mir abspielten.

Schmerz, Demütigung, die erste Ohrfeige, Selbstbefriedigung, während er mir zusah – jede Handlung brachte ein neues, fremdes, aber auch unglaublich schönes Gefühl ans Licht. Ich kam mir näher, lernte mich und meinen Körper zu akzeptieren, traute mich, mit zwei Männern gleichzeitig zu spielen, erlebte immer wieder neue Glücksgefühle und mit jeder Begegnung neue Wege, Befriedigung zu finden. Überraschend war für mich auch die Erkenntnis, dass ich mich selbst ohne Orgasmus sehr befriedigt fühlen konnte. Außerdem genoss ich, dass die Menschen, die ich traf, ganz gleich, ob zunächst nur virtuell oder später auch real, wirklich an mir interessiert waren, dass ich so sein konnte, wie ich war, und dass mir, auch ohne »Gegenleistung«, so viele liebevolle Gefühle entgegengebracht wurden.

Ich habe in diesem letzten Jahr in der SM-Szene einige wirkliche Freunde gefunden, die mir so viel Achtung, Wärme und Nähe zuteil werden lassen, dass sich mein Selbstbewusstsein und mein Selbstwertgefühl innerhalb dieser relativ kurzen Zeit von den vielen Tiefschlägen und Enttäuschungen der letzten Jahre erholen konnten.

Noch weiß ich nicht, wie weit mein Weg mich führen wird und wohin ich gelangen werde, aber ich weiß mit Sicherheit, dass ich den für mich richtigen Weg gefunden habe.

Zurzeit führe ich noch ein Doppelleben, aber die Trennung von meinem Mann ist bereits vollzogen, wenn auch noch nicht räumlich.

Ich hätte mir nie vorstellen können, dass es möglich ist, Sexualität auf so befriedigende Weise auszuüben und sich und seinem Gegenüber dabei so viel Gutes zu tun. SM hat mir eine neue Welt eröffnet und ich bin ausgesprochen dankbar dafür.

Hast du deinen alten Freunden von deinen neuen Freuden erzählt?
Ich habe zwei Vanilla-Freundinnen davon erzählt und sie haben beide kein Problem damit. Obwohl beide mit SM überhaupt keine Berührungspunkte haben, bin ich bei ihnen auf sehr großes Verständnis gestoßen. Eine von ihnen besuchte mich, wir saßen in meinem Wohnzimmer und tranken Cappuccino, da erzählte ich ihr spontan, dass ich mit einem Mann zusammen sei, der Sadomasochist ist. Natürlich fragte sie nach, wie das denn sei, wenn man geschlagen werde, und sie meinte, das würde sie nie freiwillig wollen, obwohl ... ein wenig fesseln und Augen verbinden sei schon ganz spannend.

Hast du auch reale, also nicht virtuelle Kontakte zur SM-Szene?
Ich besuche mehrere Stammtische und ab und zu auch mal eine Party, allerdings lebe ich meinen SM mit meinem Partner nicht in der Öffentlichkeit aus.

Kannst du dir heute noch ein Leben, eine Beziehung oder Sex ohne SM vorstellen?
Nein, das Ausleben von SM hat meine Sexualität und mein Leben zu sehr bereichert.

Was hat sich in deinem Leben verändert, seit du BDSM für dich entdeckt hast?

Ich habe, seitdem ich SM auslebe, einen großen Bekannten- und Freundeskreis gefunden und verkehre jetzt wesentlich mehr in SM-Kreisen. Von meinem Mann habe ich mich getrennt, wir leben allerdings noch zusammen. Er weiß, dass ich einen Freund habe, aber von SM weiß er nichts.

Nun schreibe ich Kurzgeschichten und Gedichte, früher habe ich mich einfach nicht getraut. Durch SM habe ich an Selbstwertgefühl gewonnen.

Wie lebst du derzeit deinen Sadomasochismus und wie präsent ist er in deinem Alltag bzw. außerhalb deines Sexuallebens?
Mit meinem Freund habe ich eine Fernbeziehung, und mein Spielpartner wohnt auch sehr weit weg. Ich lebe polyamourös und bewege mich im Alltag in SM-Foren im Internet. SM ist also täglich präsent.

Siehst du einen Zusammenhang zwischen deinem SM und Kindheitserlebnissen?
Als Kind wurde ich von meiner Mutter oft verprügelt und ich dachte immer, wenn mich ein Mann schlagen würde, wäre er die längste Zeit mein Freund gewesen. Schmerzen im SM-Kontext kann ich aber erotisieren und es tut gut, zu erfahren, dass das Zufügen von Schmerzen nicht nur negativ sein kann.

Gehen deine SM-Fantasien und deine realen SM-Erlebnisse stark auseinander?
Ja, da gibt es schon Unterschiede. Viele Dinge, die in meinem Kopf vorgehen, möchte ich real lieber nicht erleben.

Welche Beziehungsform brauchst du, um SM am besten leben zu können?
Bisher habe ich einige Erfahrungen gemacht und die Beziehungsform ist meiner Meinung nach immer abhängig vom

Gegenüber. Ich hatte eine Spielbeziehung mit sehr viel Distanz und nun eine Liebesbeziehung mit sehr viel Nähe. Beides hat mich sehr erfüllt. Ich kann SM auch ausleben, ohne mein Gegenüber zu lieben.

Kleine Dämonen:

Gwen

Alter: 30 | Beruf: Diplomsoziologin und SM-Club-Betreiberin | Wohnort: Berlin | Familienstand: feste Partnerschaft

Manchmal kommt die Erfüllung eines Traumes plötzlich aus einer Ecke marschiert, in der man sie nie vermutet hätte, in einem Gewand, in dem man sie sich nun wirklich nicht vorgestellt hat.

Gwen wollte zu Schulzeiten schon gerne ein soziales Begegnungscafé gründen. Wo Frau Müller und Frau Meyer vormittags nach dem Einkaufen auf ein Schwätzchen zusammenkommen, wo Schüler sich nach der Schule entspannen, wo Graffiti-Künstlern Wände zur Verfügung gestellt werden und Autoren Bühnen, wo Generationsgrenzen aufhören zu existieren.

Das hat inzwischen geklappt. Für die Graffiti-Künstler kann sie zwar momentan noch nichts tun, aber dafür stellen diverse Fotografen bei Gwen aus, treten Performance-Künstler und Schriftsteller auf, finden Fotoshootings statt.

Gwen ist Betreiberin des *Gargoyles*, eines Berliner SM-Clubs, der inzwischen weit über die Grenzen Deutschlands hinaus bekannt ist. Es kommen Gäste aus Madagaskar, Brasilien und Israel, aus Schweden, Dänemark und der Schweiz. Nicht nur Menschen aus den unterschiedlichsten Nationen treffen bei Gwen aufeinander, auch junge und alte Menschen. Genauso wie der Manager mit dem Mechaniker und der wiederum mit der Profidomina und die mit der Sachbearbeiterin ins Gespräch kommt. Und mittendrin thront Gwen, die ganz glücklich ist über ihre neue Familie.

Dabei ist die alte Familie auch nicht schlecht, da diese voll und ganz hinter dem steht, was Gwen tut. Bereits beim Aufbau des Clubs hat sie sie tatkräftig unterstützt und auch der eine oder andere Familiengeburtstag hat schon im *Gargoyle* stattgefunden. Ob Bruder, Mutter, Schwester oder Oma, jeder hat schon mal mit angepackt, auch wenn diese Art von Sexualität nicht unbedingt die ihre ist.

Zu BDSM kam Gwen über LARP. Live Action Role Plays und Mittelaltermärkte waren lange schon ihre Leidenschaft. Und sie hat jahrelang aktiv große Live-Rollenspiele organisiert.

Als sie vor fünf Jahren nach einer hässlichen Trennung an schwerem Liebeskummer erkrankte, schlug ein Ehepaar, das sie durch die Rollenspiele kannte, ihr vor, doch in ihrer Bar vorbeizuschauen. Die Menschen da seien zwar Sadomasochisten, aber ansonsten sehr nett. Da Gwen gerade nicht gut allein sein konnte, suchte sie tatsächlich das *Gargoyle*, das sich damals noch in Mitte befand, auf. Und sie stellte fest, dass das hiesige Publikum nicht nur wirklich äußerst sympathisch war, sondern stellenweise auch ziemlich sexy. Und dass BDSM offensichtlich erstaunlich viel mit dem zu tun hatte, was sie bisher als kreativen Sex bezeichnet und quasi schon immer praktiziert hatte. Bevor sie mit ihrem ersten Freund schlief, hatten sie sich mit Fesselspielen, Augenverbinden und Kerzenwachs vergnügt. Gleichzeitig bekam Gwen von einem Bekannten die *Geschichte der O.* in die Hand gedrückt. Das war damals zu heftig für sie, sie wollte erst einmal das »Gewöhnliche«, Basis-Sex ohne Extras, besser kennenlernen.

Aber nachdem sie durch ihre Rollenspiel-Freunde in einer dieser Berliner SM-Höhlen gelandet war, fing sie ziemlich schnell mit ziemlich viel Lust an, zu spielen, unten und oben, mit Männern und Frauen.

Durch ihre LARP-Erfahrung war ihr vieles an BDSM vertraut, was für andere ganz fremd war. SM ist ja, wenn man es so will, nichts anderes als ein Live-Rollenspiel mit besonders ausgeprägter sexueller Komponente. Es gibt auch hier die speziellen Orte, die fantasievolle Kostümierung, selbst die Charaktere und Szenarien – Hexe und Folterknecht, Lehrerin und Schüler, Gräfin und Zofe, Pirat und Hure. Bei Weitem nicht alle BDSMer spielen mit Rollen, es verkleiden sich auch nicht alle und viele suchen niemals Clubs zum Spielen auf. Gwen kann sich auch sehr gut vorstellen, SM ohne den ganzen Außenrum-Zauber zu praktizieren, stattdessen Macht pur, konzentrierten Schmerz. Aber da sie Mittelaltermärkte und Rollenspiele mag, gefallen ihr ausgefallene Ausstattungen, das Abtauchen in andere Welten, weit jenseits der allgemein gelebten Realität. Gwen schätzt an Rollenspielen, dass die Grenze zwischen Spiel und Alltag hier so deutlich ist, weswegen es auch leichter fällt, sich in Hierarchien zu begeben, den Mut zur Brutalität beziehungsweise zur Unterwerfung aufzubringen und weil all das so erleichternd weit weg von der eigenen Alltagsidentität stattfindet.

Nach ein paar Monaten verliebte sie sich in Frieda, der heute noch ihre kleine Schlampe und ihr verlässlicher Partner ist. Frieda hatte damals neben Frau und Tochter noch eine andere Freundin. Eine Weile lang probierten sie das Zusammensein zu dritt, doch das scheiterte sukzessive, bis nach einem Jahr Gwen und Frieda zu zweit übrig blieben.

Der Club, in dem sie sich kennengelernt hatten, drohte 2006 zu schließen, weil die Betreiber sich nach gescheiterter Ehe nicht mehr zur Weiterführung in der Lage sahen. Gwen hatte inzwischen ihr Studium abgeschlossen, etliche Bewerbungen verschickt und sich in mehreren 400-Euro-Jobs verheddert. Ob sie nicht das *Gargoyle* übernehmen wolle, fragten die scheidenden Betreiber, und Gwen, die seit Monaten darauf wartete, endlich einmal von irgendwem irgendeine Chance zu bekommen, griff zu.

Leider stellte sich heraus, dass nicht nur die Schank-, sondern auch die Baugenehmigung für die Bar fehlten, weswegen Gwen ein paar Monate später dichtmachen musste, ohne aufgeben zu wollen.

Am 7.7.2007 eröffnete sie das *Gargoyle* am neuen Standort in Kreuzberg. Was ihr gelang durch die Unterstützung von ihrer Familie, ihren Freunden und Frieda. Außerdem halfen ihr eine Unternehmensberaterin und ein Architekt, die sie aus der Szene kennt. Das liebt Gwen an der Szene und an ihrer Arbeit, dass sie dieses enge familiäre Umfeld hat, in dem ihr die Menschen helfen, ihr zur Seite stehen und sich wohl bei ihr fühlen.

Ab und zu stellen Gäste ganz erstaunt fest, wie gemütlich es bei Gwen ist. Genau das liegt ihr am Herzen. Sie hat nichts gegen verborgene, verfallene Häuser mit unheimlichen Kellern, aber sie selbst möchte gern Schwellenängste abbauen, Menschen, die bislang mit der Szene noch nicht viel Berührung hatten, den Zugang dazu erleichtern. Und das gelingt besser, wenn ihr Club etwas Harmloses ausstrahlt, wenn es keinen Grund gibt, sich vor diesem Ort zu fürchten, findet sie. Dafür, dass es trotzdem manchmal anregend-unheimlich wird, sollten die Gäste bei Bedarf sowieso selbst sorgen können. Und dabei unterstützt sie der Club allein schon dadurch, dass er als fremder Ort mehr Möglichkeiten für das Herstellen plötzlicher Distanz in eigentlich auf Vertrautheit basierenden Beziehungen bietet als das heimische Wohnzimmer.

Gwens Bemühungen, SM und SM-Clubs aus der Angst oder Abneigung hervorrufenden Schmuddelecke herauszuretten, haben Erfolg. Diverse Zeitungen und Fernsehsendungen berichteten bereits über ihre Bar, es finden sich an ihrem Tresen überdurchschnittlich viele alleinstehende Frauen, die sich offenbar nicht fürchten vorm bösen schwarzen Mann, und sehr viele Neueinsteiger, denen Gwen mit Ratschlägen und ermunternden Worten zur Seite steht, so gut sie kann.

Aber selbstredend gerät durch Gwens aktive Gestaltung der Berliner SM-Szene ihr persönliches BDSM-Leben etwas ins Hintertreffen. Im eigenen Club kann sie unmöglich die Spielorte blockieren. In fremde Clubs zu gehen ist schwierig, da zu den gängigen Party-Zeiten ja auch ihr eigener Laden auf Hochtouren läuft. Wenn Gwen und Frieda dann endlich einmal Zeit haben, selbst auszugehen, sind die Erwartungen an den Abend so hoch, dass er kaum eine Chance hat, ganz besonders, wenn man bedenkt, dass Gwen natürlich jeden zweiten Partygast kennt und als Clubbetreiberin nicht umhinkommt, mit ihren (potentiellen) Gästen zu plaudern. Ab und zu arbeiten Szenefreunde für sie, aber ideal ist das nicht. Inzwischen gibt es einen anderen Club, den *Quälgeist*, der auch montags, wenn Gwen Ruhetag hat, Partys veranstaltet. Das trifft sich für Gwen und Frieda ganz gut. Manchmal überlegen die beiden auch, einfach ins *Gargoyle* zu fahren, wenn es eigentlich geschlossen ist, um die Räumlichkeiten für das eigene Spiel zu nutzen. Aber ein Tag auf dem Sofa nach anstrengenden Nächten hat eben auch seinen Reiz.

Gwen ist eigentlich Switcherin. Mit Frieda und gelegentlichen anderen Spielpartnern lebt sie derzeit allerdings hauptsächlich ihre dominante Neigung aus. Und das nicht nur im Bett.

In gewisser Weise ist das Machtgefälle zwischen Frieda und Gwen immer zu spüren, auch im Alltag. Er schiebt den Einkaufswagen und er hält ihr die Türen auf, klar. Durch die ständige Präsenz latenter Hierarchie fällt es leichter, dann in das konkrete Spiel einzusteigen, wenn man es möchte, findet Gwen. Und innerhalb von diesem Seelen zu berühren, ganz tief. Jemanden da zu treffen, wo er am echtesten ist.

Was wann wie und mit wem funktioniert, lässt sich vorher nicht sagen. Es hängt von der jeweiligen Situation, den jeweiligen Schwingungen ab. Manchmal schlägt man jemanden wie wild und erreicht ihn kaum, und dann wieder genügen ein Blick und ein fester Griff, um Mauern einzureißen.

Wenn jemand aus dem Nichts heraus Gwens Füße küsst, ist das für sie nichts weiter als das Abspulen leerer Gesten. Nach einem intensiven Spiel aber, nachdem jemand ganz außer sich und damit in seinen Kern geraten ist, nachdem Glück und Ekstase offenbar geworden sind, nach alldem liebt Gwen die Dankbarkeit des Opfers und die eigene Macht.

Gwen sieht viele unterschiedliche Spiele in ihrem Club. Sie liebt es, mittendrin zu sein, sich von dem Adrenalin der anderen tragen zu lassen. Und zu sehen, was alles möglich ist. Manche spielen ganz zärtlich, andere verdammt brutal, manche machen Dinge, die andere sich nicht vorstellen möchten. Aber alles ist gut, solange es für die Spielenden gut ist.

Gwen hat den Namen des Clubs übernommen, weil sie ihn für überaus passend hielt. Denn Gargoyles sind kleine Dämonen, die tags zu steinernen Wasserspeiern erstarren und nachts die Menschen vor größeren Dämonen schützen. So ein kleiner Dämon ist auch SM, findet Gwen. Denn die Sehnsucht nach dem harmlosen Schmerz im Spiel schützt vielleicht den einen oder anderen, so mutmaßt Gwen, davor, sich das Erleben oder Zufügen dieses erlesenen Schmerzes an einem anderen Ort zu suchen, wo es wirklich schmerzhaft und auch gefährlich werden könnte.

Freisein im Schmerz:

Ela Dri

Alter: 28 | Beruf: Bürokauffrau | Wohnort: Hannover | Familienstand: eingetragene Lebenspartnerschaft | Lieblingsgetränk: Kaffee | Lieblingsbuch: »Mit dem Schmerz gehör ich dir« von Eva B. | Lieblingsessen: Lasagne | Lieblingsmusiker: L'Âme Immortelle | Lieblingsort für Sex: mein Balkon | Lieblingsort für D/S: die Innenstadt | Lieblingsspielzeug: die gute klassische Gerte

Wie war das, als du das erste Mal SM ausprobiert hast?
Fesselspiele und der eine oder andere Klaps auf den Hintern sind bei mir im Bett schon immer ab und zu vorgekommen.

Dann war ich irgendwann mit meiner Frau in der Reitsportabteilung eines Baumarkts und wir haben da mit den Gerten rumgealbert, am Ende auch eine gekauft. Ich war die ganze Zeit ganz hibbelig, weil ich sie unbedingt ausprobieren wollte. Und es war toll, ich fühlte mich irgendwie befreit. Ich hatte das Gefühl, ich kann mich ganz fallen lassen und durch den Schmerz fällt alles von mir ab, was mich belastet. Das ist jetzt vier Jahre her, aber das Gefühl ist noch immer das gleiche.

Meine erste Bondage löste ein ganz seltsames Gefühl aus. Als ich merkte, dass ich mich immer weniger bewegen konnte, bekam ich Angst, denn so lange kannten meine Partnerin und ich uns noch nicht, aber ich wusste auch genau, diese Angst ist das, was ich genießen will. Der Adrenalinausstoß begleitete mich den ganzen Tag und die Striemen an meinen Oberarmen habe ich mit Stolz getragen, auch wenn ich sie niemandem unter die Nase gehalten habe. Und so ist es jetzt mit jeder sichtbaren »Verletzung«. Ich arbeite nicht darauf hin, jedes Mal mit Striemen aus dem Bett zu kommen, aber wenn es so ist, dann macht es mich glücklich.

Hast du dich geoutet?
Tatsächlich geoutet habe ich mich nicht. Für mich ist SM ein völlig normaler Teil meines Lebens und so gehe ich auch damit um.

Aber ich habe einmal eine witzige Situation erlebt. Ich habe einen guten Bekannten in der Stadt getroffen, wir hatten vorher viel über Beziehungsprobleme sowohl in seiner als auch in meiner Beziehung gesprochen und kannten so unsere sensiblen Seiten, aber von meiner Vorliebe für BDSM wusste er nichts. Wir saßen draußen in einem Café und irgendwie ist mir dann aus Versehen rausgerutscht, dass ich in der *Sklavenzentrale* gechattet hatte. Und während in meinem Kopf alles durcheinanderlief und ich noch überlegte, was das jetzt für die Verbundenheit bedeutet, die wir haben, sagte er nur: »Echt? Cool! Meine Mutter ist bei *Lustschmerz*. Kennst du die Seite auch?«

Naja, da war mir klar, dass das nichts an seinem Bild von mir ändert.

Bewegst du dich in der SM-Szene?
Mein erster Szenekontakt war ein wenig abschreckend. Es war ein Sub-Stammtisch mit wirklich netten Leuten, hauptsächlich Frauen. Ich hatte ein wenig Angst, dass ich dort auf Menschen treffe, die keine anderen Themen als SM kennen, dem war aber nicht so. Und das war sehr angenehm.

Einer der Teilnehmer allerdings war der Meinung, er müsse mir seine schönsten Stammtischerlebnisse erzählen. Ich saß also fast eine Dreiviertelstunde lang da und habe mir Storys über Natursekt angehört, der in der Kneipe von einer Mitteilnehmerin in einem Bierglas serviert wurde, nachdem sie auf der Toilette war, und Ähnliches mehr. Mir drehte sich der Magen um, aber ich kam höflich aus dieser Situation einfach nicht raus.

Das ist noch nicht so lange her, und bisher hab ich meine Szeneerfahrungen noch nicht so stark erweitert, da ich beruflich sehr eingespannt bin. Aber wir haben hier einen Mädelsstammtisch, der sehr nett sein soll ... vielleicht versuche ich es da noch mal.

Seit wann siehst du dich als Sadomasochistin?
Da kann ich keinen bestimmten Zeitpunkt benennen. Gemerkt habe ich es wohl schon früh, nur bewusst war es mir nicht. Ich mochte Sex schon immer lieber etwas härter. Dass ich sagen würde, das, was ich praktiziere, ist tatsächlich SM, ist wohl erst seit etwa einem Jahr so. Das war in einer Zeit, in der ich von meiner Frau getrennt war und eine Affäre mit jemandem hatte, der schon mehr Erfahrungen vorweisen konnte, und so habe ich gemerkt: Ich will mehr!

Erinnerst du dich an deine erste sadomasochistische Fantasie?
Das muss in der frühen Pubertätszeit gewesen sein. Wann genau kann ich nicht sagen, aber ich fand die Vorstellung, dass mich jemand eher hart als zärtlich anfasst, schon immer erregend. Auch Vergewaltigungsfantasien haben mich schon früh begleitet. Später, so mit Anfang zwanzig, kam dann die Vorstellung, gefesselt und völlig wehrlos zu sein, hinzu.

Kannst du dir heute noch ein Leben ohne SM vorstellen?
Nein! Ich bin verheiratet und meine Frau entdeckt SM auch immer mehr für sich, was gut ist, denn es wäre wirklich schwierig geworden, wenn das nicht so wäre.

Was hat sich für dich verändert, seit du SM lebst?
Ich fühle mich vor allem freier. Da ist nicht mehr irgendwas in mir, was vor sich hin brodelt. Irgendwie ist es für mich Entspannung.

In meinem Freundeskreis hat das niemanden erschreckt, den Großteil nicht mal gewundert. Meiner Familie und meinen Bekannten muss ich ja nicht alles auf die Nase binden. Wenn ich bei jemandem sicher bin, dass er/sie es nicht verstehen würde, schneide ich das Thema einfach nicht an, der andere tut es in der Regel auch nicht.

Mein Beruf ist ein Teil meines Lebens, BDSM ein anderer!

Ich lese mittlerweile außerdem ganz andere Bücher. Ich hätte mich früher nie getraut, auch nur »anrüchige« Bücher zu kaufen. Heut gehe ich in eine Buchhandlung und kaufe das SM-Handbuch, als hätte ich nie etwas anderes getan.

Und was mein Beziehungsleben angeht ... da war erst meine Frau, dann mein Mut, BDSM leben zu wollen, und dann ihre Feststellung, dass sie sich das Toppen vorstellen und es genießen kann, und so wandeln wir uns gerade von einem sowieso nicht so klassischen Vanilla-Paar zu einem BDSM-Paar.

Wie lebst du derzeit deinen Sadomasochismus und wie präsent ist er in deinem Alltag bzw. außerhalb deines Sexuallebens?
Da ich SM in meiner Ehe lebe, lässt er sich fast nicht gänzlich aus dem Alltag raushalten – na gut, ich versuche es auch nicht mit allen Mitteln. Bei uns ist das nicht so festgelegt, wir planen nicht. Wenn wir Lust auf Sex haben, dann setzen wir das in irgendeiner Form um, nicht zwangsläufig spielen wir dann auch immer, und wenn doch, dann ist halt nicht vorhersehbar, was passiert.

Im Alltag gibt es dann schon einmal den Klaps auf den Hintern von meiner Frau, oder das eine oder andere strenge Wort, bei dem die Menschen außenherum dann schon mal komisch kucken, aber ich mag das auch. Wenn man die anderen nicht damit bedrängt, sondern es so kleine »heimliche« Situationen sind, dann macht mir das Spaß. Was es gar nicht gibt, ist, dass meine Frau sich von mir bedienen lässt. Wir haben keine 24/7-Beziehung, darauf legen wir beide großen Wert!

Auf meine Arbeit wirkt sich SM nicht direkt aus, aber ich schreibe hobbymäßig Gedichte, und die nehmen seitdem viel klarere Formen an, weil ich nicht mehr ewig über irgendwelche Umschreibungen nachdenke.

Wie unterscheiden sich deine SM-Fantasien von deinen realen SM-Erlebnissen?
Nur in einem Punkt: Ich hätte schon Spaß an Rapegames (Vergewaltigungsspielen), das ist aber für meine Frau leider gar nichts ... schade.

Welche Beziehungsform brauchst du, um BDSM gut leben zu können?
Ich glaube, das ausgewogene Nähe-Distanz-Verhältnis einer Liebesbeziehung ist auf lange Sicht für mich das Richtige. Aber in Single-Zeiten könnte ich mir durchaus auch Spielbeziehungen vorstellen.

Die rote Linie:

Sonja

Alter: 32 | Beruf: Tätowiererin | Wohnort: Oberhausen | Liebesstand: ledig | Lieblingsbuch: »Das tibetische Buch vom Leben und vom Sterben« | Lieblingsmusiker: Chuck Ragan | Lieblingsspielzeug: Hanfseil | www.rotelinie.de

Früher war Sonja Sozialpädagogin, heute tätowiert sie. Und schreibt und malt unter dem Label *rotelinie*. Ihre Bilder, ihre Tribals bestehen aus ein oder zwei, höchstens ein paar Linien, mit denen sie Körper in flüchtigen Posen hinwirft, diesen einen Zustand, dieses eine Gefühl einfängt, bevor es im nächsten Moment schon wieder vorbei ist. Aus einer schwarzen Linie lässt sie einen prallen Hintern entstehen, der von einer roten Linie – der Peitsche, dem Seil, dem Verlangen – umspielt wird. Aus einer schwarzen Linie entwirft sie eine grazile Frau, die ein paar rote Linien als Katze in der Hand hält, die Dompteurin. Aus wenigen Linien malt sie Hingabe mit geschlossenem Auge und offenem Mund, eine einzige rote Linie ist ein liegender Akt.

Früher war Sonja viel in der Gothic-Szene unterwegs, wo Korsagen, Halsbänder und andere Insignien der sadomasochistischen Erotik ebenso präsent sind wie das vereinzelte Flirten mit BDSM-Praktiken.

Durch eine glückliche Fügung stellten Sonja und einer ihrer Bekannten eines Tages fest, dass sie beide große Lust auf SM hatten, aber sich bislang keine Gelegenheit dazu gefunden hatte. Sie probierten das gemeinsam aus – er als Top, sie als Bottom, ließen sich viel Zeit dabei und gingen sehr behutsam vor, um es ein gutes Erlebnis werden zu lassen. Damit hatten sie Erfolg, Sonja war angefixt und begann, viel zu spielen, in einer festen Partnerschaft, aber auch mit wechselnden Frauen und Männern, als Top und als Bottom.

D/S ist ihr Fall nicht, demzufolge auch nicht aufwändige Rollenspiele und dergleichen. Sie mag Schmerzen und Bondage. Im Seil ist sie wehrlos und in der Wehrlosigkeit kann sie sich fallen lassen wie nie. Gleichzeitig helfen ihr die Seile, nutzt sie sie aktiv, um ihr Gegenüber zu verzaubern, zu verführen, jeden Moment aufs Neue zu überraschen, es in seine eigene Innenwelt zu entführen, ihm nah zu sein, ihm Halt zu sein.

Fesseln lässt sich nicht zwischen Tür und Angel. Bei Bondage schenkt man seinem Spielpartner Zeit und Aufmerksamkeit.

Als sie noch als Sozialpädagogin in einem feministischen Mädchentreff arbeitete, sprach sie einmal einer Kollegin gegenüber ganz unverblümt von ihrem Masochismus. Wie sie das mit ihrem Feminismus vereinen könne, fragte diese. Wunderbar, erwiderte Sonja, denn es ginge ja bei Sadomasochismus eben nicht um Geschlechtlichkeit und Geschlechtszuschreibungen, sondern um das freie Ausleben von Sexualität, respektvoll und achtsam.

Dass ihre Kollegin das verstand, dass sie ihr das hatte erklären können, tat Sonja gut.

Ein anderes Mal entdeckte ein Bandkollege von Sonja und ihrem damaligen Freund eine Kontaktanzeige der beiden im Internet, in der sie Sex- und SM-Partner suchten. Das war Sonja unangenehm damals, dabei stellte sich später heraus, dass das Bandmitglied selbst Sadomasochist war.

Sonjas Familie hat kein Problem mit ihrer Sexualität. Vielmehr ist Sonja Ansprechpartnerin, sobald jemand ein Gespräch über erotische Belange sucht.

Was Sonja malt und schreibt, wird von ihrem Sadomasochismus inspiriert. Bei ihrer Arbeit als Tätowiererin hilft ihr das Wissen um die positive Kraft von Schmerz, das sie vermitteln kann, auch wenn es hier keinen erotischen Kontext gibt.

Der Austausch und der Umgang mit Freunden, die ihre Neigung teilen, ist Sonja wichtig.

Tatsächlich ausleben kann sie ihren Sadomasochismus aber derzeit nicht. Ihr fehlt der Partner dafür, der auch offen für polygame Beziehungskonzepte sein sollte.

Eine Vanilla-Beziehung kann sie sich nicht mehr vorstellen, nicht einmal ganz klassischen Vanilla-Sex ohne ein kleines bisschen Härte. Sie würde sich langweilen.

Ihren Sadomasochismus trägt sie in sich, sie lebt ihn malend und kommunizierend mit Gleichgesinnten. Sie folgt der roten Linie in ihr selbst, die ihre Leidenschaft ist, ihr Begehren, ihre Sehnsucht und ihr Weg.

Späte Lust:

Charlotte

Alter: 75 | Kinderärztin | Wohnort: Kleinstadt im Norden | Familienstand: Ehemann, drei Kinder, vier Enkel | Lieblingsort für Sex: früher die Natur, heute das Bett | Lieblingsort für SM: jeder | Lieblingsspielzeug: Worte | Sternzeichen: Widder

Mein Mann und ich sind seit fünfzig Jahren verheiratet. Mit dem SM haben wir vor zwanzig Jahren begonnen. Rückblickend würde ich sagen, dass wir schon immer eine sadomasochistisch geprägte Beziehung geführt haben. Es war immer klar, dass ich auch arbeiten gehe, außer natürlich in den Jahren, in denen die Kinder noch ganz klein waren. Mein Mann ist seit jeher ein Kavalier und ich bin eine emanzipierte Frau. Diese Mischung trifft man ja heute kaum noch an. Entweder sind die Männer Kavaliere mit Frauen, die sich ihnen unterordnen, oder die Männer haben kein Benehmen und die Frauen dafür ihre Freiheiten. Bei uns war das immer anders. Mein Mann hat mich stets auf Händen getragen. Dass er unseren Hochzeitstag vergisst, wie das bei anderen Paaren ja schon häufiger der Fall ist, kommt bei uns nicht vor. Die Kinder haben schon immer gesagt: Bei uns zu Hause hat Mutti die Hosen an. Mein Mann war auch im Sexuellen immer schon sehr zuvorkommend. Heute sind die Frauen diesbezüglich selbstbewusster, aber wir hatten früher keine Ahnung und die Männer erst recht nicht. Dass eine Frau so gut auf ihre Kosten kommt im Bett wie ich, das war zu unserer Zeit nicht üblich.

Irgendwann schlief unser Sexualleben mehr und mehr ein. Wenn man Kinder hat, bleibt für solche Dinge ja sowieso weniger Zeit. Man hat das Haus kaum jemals für sich allein, man muss sich kümmern, sich sorgen, es gibt so viel zu besprechen. Das kennen wahrscheinlich die meisten. Nachdem die jüngste Tochter auch aus dem Haus war, fiel es natürlich stärker auf, dass diese Komponente unserer Beziehung uns ein wenig verloren gegangen war. Denn es gab ja jetzt eigentlich genügend Zeit und wir hatten das Haus ganz für uns allein.

Eines Tages sprach ich meinen Mann darauf an. Es war abends, um genau zu sein, wir saßen auf der Terrasse bei einem Glas Wein, der Frühling hatte gerade angefangen und da ging mir das so durch den Kopf. Ob er mich denn überhaupt noch begehrenswert fände, fragte ich ihn. Wir Frauen neigen ja auch dazu, uns für solche Dinge wie das Fehlen der sexuellen Spannung in einer Partnerschaft selbst verantwortlich zu fühlen, und natürlich macht man sich auch so seine Gedanken, wenn man älter wird und die Männer nicht mehr kucken auf der Straße.

Da gestand mir mein Mann, dass er Fantasien von dominanten Frauen habe, sogar schon ein paar Mal eine professionelle Domina aufgesucht habe. Dadurch dass er von diesen professionellen Frauen sprach, wurde mein Kampfgeist angeregt.

Das sah ich nicht ein, dass mein Mann zu Prostituierten ging, das könnte ich sicher genauso gut oder noch besser, dachte ich. Und behielt damit wohl auch recht. Ich bat meinen Mann, mir zu erklären, wie das alles ging. Ihm war das zuerst furchtbar peinlich, und er sagte, mit seiner Ehefrau könne er das nicht, aber dann gelang es ihm doch, sich fallen zu lassen, und wir hatten riesig viel Spaß. Seitdem ging es mit unserem Sexualleben wieder deutlich bergauf. Ich habe demütigende oder spöttische Bemerkungen in unseren Alltag eingebaut, er wurde noch zuvorkommender, als er es sowieso schon war, und nachts setzte es manchmal Hiebe.

Unsere Kinder sagten, wir wirkten, als seien wir frisch verliebt, und das nach so vielen Ehejahren!

Mit anderen Menschen, deren Sexualität eine ähnliche ist, haben wir uns nie getroffen. In unserem Ort wäre das wahrscheinlich sowieso schwierig gewesen. Wir hätten natürlich mal nach Hamburg fahren können, aber eigentlich schreckte uns das eher ab, auf so eine Sadomaso-Party zu gehen. Diese Latex- und Lederkleidung, die dort viel getragen wird, sagt uns überhaupt nicht zu und wir waren ja auch nicht mehr die Jüngsten, als wir angefangen haben, unsere Beziehung sadomasochistisch zu gestalten. Wir hatten auch nie das Bedürfnis, mit anderen darüber zu sprechen. Das war unser süßes Geheimnis und das war gut so.

In den letzten zwei Jahren haben wir nicht mehr gespielt, weil mein Mann leider sehr krank geworden ist. Aber es waren wundervolle Jahre, die ich immer in sehr guter Erinnerung behalten werde.

Teilzeitsubmission:

Lene

Alter: 27 | Beruf: Kunstwissenschafts- und Philosophiestudentin, außerdem verkannte Malerin und notgedrungen Kellnerin; und Gitarristin wieder, seit kurzem | Wohnort: Hamburg | Beziehungsstand: feste Partnerschaft | Sternzeichen: Fische | Lieblingsgetränk: chilenischer Rotwein | Lieblingsgericht: Spargel mit Sauce hollandaise

Wie hast du deinen Sadomasochismus entdeckt?
Durch meine beste Freundin, die ich mit Anfang zwanzig beim Studium kennengelernt habe. Sie ist in meine WG eingezogen, als ein Zimmer frei wurde. Und dann hat sie angefangen, SM für sich zu entdecken. Sie hatte wohl schon immer solche Fantasien gehabt, aber erst als sie nach Hamburg kam, sich im Studium und in der WG so halbwegs eingerichtet hatte, hat sie sich in der Szene umgetan. Und war dann natürlich total begeistert, die kam gar nicht mehr runter.

Na ja, und ich war dann neugierig. Bea ging andauernd auf Partys oder zu irgendwelchen Treffen, war total verknallt in ihren neuen Freund, lief in spannenden Klamotten rum, versank in irgendwelchen Porno-Büchern und war total enthusiastisch die ganze Zeit.

Also bin ich mal in so einen SM-Club mitgegangen, um mir das alles mal anzusehen.

Größtenteils fand ich das da einfach lustig. So Leute in Lack- und Lederklamotten, die am Tresen rumhängen und Bier trinken und über ihre Computer quatschen. Aber es gab ein paar Frauen, die echt toll aussahen, mit Korsetts und langen Handschuhen und so. Und dann habe ich zugesehen, wie Bea von ihrem neuen Freund geschlagen wurde. Daran erinnere ich mich noch ganz genau. Sie war mit den Händen an so ein Balkending gefesselt, er stand hinter ihr und hat sie geschlagen, und ich saß auf einem Barhocker vor ihr. Und sie sah so irrsinnig glücklich aus! Ich habe alles andere nur noch ganz verschwommen wahrgenommen und war vollkommen fixiert auf ihr Gesicht, das so wahnsinnig glücklich aussah. Ich wusste plötzlich: Das will ich auch haben, dieses Gefühl, das sie gerade hat. Und wenn ich das durch Schläge bekomme, dann lasse ich mich eben schlagen. Das war mir ganz klar in dem Moment.

Hattest du keine Angst vor dem Geschlagenwerden?
Nein, nicht mehr, nachdem ich Bea so gesehen hatte. Als sie mir von SM erzählt hat und mir Gerten und Rohrstöcke gezeigt hat, hab ich schon erst mal gedacht: Krass, die spinnt doch. Aber Bea meinte da auch schon, dass man ja nicht voll durchziehen würde, wenn man jemanden schlägt, und dass es auch viele Instrumente gibt, dicke Peitschen und breite Flogger, die total unheimlich aussehen, aber eigentlich ganz harmlos sind.

Und in dem Club sah das auch wirklich nicht so schlimm aus. Klar war ihre Haut gerötet und sie hatte auch Schwellungen und so, aber das war's auch. Sie hat nicht geblutet oder so. Und eine gerötete Haut hat man ja schließlich auch schon, wenn man massiert wird.

Beas Freund war auch wirklich total nett zu ihr damals. Als sie sagte, dass sie ganz verliebt ist und dass sie sich von dem Typen dominieren lässt, da dachte ich schon erst, ach du Scheiße, hoffentlich hat die sich da jetzt nicht total in irgendein Macho-Arschloch verknallt. Aber so war der überhaupt nicht. Der war total lieb und hat sie auf Händen getragen.

Und hast du das mit dem Geschlagenwerden dann gleich ausprobiert?

Nein, das dauerte noch. Das war ja nicht so einfach. Mir ging's ja gar nicht so sehr darum, dass ich so eine Sehnsucht danach gehabt hätte, geschlagen zu werden. Also gar nicht, eigentlich. Es war ja eher so, dass ich dieses Gefühl haben wollte, das Bea hatte, als ich ihr zugeschaut habe. Und Bea war ja nun mal verliebt gewesen. Also wollte ich mich nicht von irgendwem schlagen lassen, sondern warten, bis ich jemandem begegne, den ich zumindest total geil finde.

Aber ich bin sofort in diese ganze SM-Szene eingestiegen. Hab mir abgefahrene Klamotten besorgt, bin mit Bea zu diesen Partys und Stammtischen gegangen, hab Bücher gelesen und Filme angeschaut, mir Seile und Peitschen gekauft und das alles ziemlich geil gefunden.

Das war total spannend. Wir hatten plötzlich so eine ganz neue, eigene Welt. Wir haben total viele Leute kennengelernt, die auch teilweise echt nett waren, mit manchen bin ich immer noch befreundet. Wir haben andauernd über SM gesprochen. Unsere WG hat uns für total verrückt gehalten. Und das fanden wir natürlich auch super, dass wir plötzlich so anders waren als die anderen. Wenn am Freitag jemand in der Uni gefragt hat, was wir so machen am Wochenende, dann haben wir halt gesagt: »Ach, wir gehen morgen auf so eine Sadomaso-Party.« Das war schon irrsinnig geil, wie die dann gekuckt haben. Toll ist ja auch, wie unterschiedlich die Leute auf so was reagieren. In der Regel sind sie erst mal ganz cool und sagen so, ah ja, Sadomaso-Party, alles klar, aber dann kommen sie so nach und nach die nächsten Tage und Wochen immer wieder an und haben tausend Fragen. Das macht echt Spaß.

Und dann hast du aber irgendwann doch jemand kennengelernt?

Ja, dann hab ich irgendwann Stefan kennengelernt. Also ziemlich schnell eigentlich, nach zwei Monaten oder so. Das war aber leider mit Stefan und mir nicht so wie mit Bea und ihrem Freund, die ja eine ganz normale, total gleichberechtigte Beziehung hatten, und nur in diesen Spielen hat er sie dann dominiert.

Warum, wie war das mit Stefan?
Stefan ist zwanzig Jahre älter als ich, hat eine Ehefrau, die keinen Schimmer von nichts hat – wobei ich glaube, dass das nicht stimmt –, und zwei Kinder. Und wir hatten eben eine Affäre oder so was. Ich war aber natürlich total verknallt in den Kerl, zumindest am Anfang.

Dann ging das aber immer so hin und her, mal wollte er mich andauernd sehen, dann hatte er wieder Monate keine Zeit. Dann hatte er plötzlich noch eine andere Geliebte, woraufhin ich das Ganze erst mal beendet habe. Irgendwann haben wir aber doch wieder gespielt, dann hab ich mich eine Weile zurückgezogen, dann haben wir wieder gespielt, dann war ich ein Semester in Argentinien und hab mir fest vorgenommen, nicht wieder mit ihm anzubändeln, wenn ich zurückkomme. Hab ich dann aber doch gemacht. Bis ich vor anderthalb Jahren meinen jetzigen Freund kennengelernt habe. Seitdem bin ich von Stefan geheilt.

Hast du mit deinem jetzigen Freund auch eine SM-Beziehung?
Nicht wirklich, er ist eigentlich eher der Vanilla-Typ. Aber man kann ja im Grunde mit jedem, der aufgeschlossen ist, ein paar Sachen in der Richtung machen – ans Bett fesseln, Augen verbinden, Eiswürfel oder Kerzenwachs. Er versohlt mir auch schon ab und zu den Po, aber nur mit der Hand und mehr so im Spaß. Ihm bereitet es schon Vergnügen, aber es ist nicht wirklich sein Kick. Ich war am Anfang auch mal mit

ihm auf einer SM-Party. Das fand er spannend, aber es war nicht seine Sache.

Ist das nicht problematisch für dich?
Nein, gar nicht. SM ist für mich auch nicht so eine große Sache wie für viele andere. Bea beispielsweise ist gerade Single, und für sie ist klar, dass nur ein waschechter SMer infrage kommt. Sie hat auch keine Lust auf einen, den sie langsam ranführen muss. Sie braucht diese geballten Topenergien. Und sie ist auch nach wie vor in der Szene unterwegs. Ich lasse mich da zurzeit eher selten blicken. Ich hab gerade auch ganz andere Projekte. Seit zwei Monaten spiele ich wieder in einer Band, was ich total spannend finde. Und irgendwann müsste ich dann auch mal mein Studium beenden. Ich brauche SM gerade nicht so sehr in meinem Leben.

Würdest du denn sagen, dass SM ein Teil von dir ist oder ist es eher ein Hobby?
Na ja, Hobby ist irgendwie das falsche Wort, aber ein Teil von mir ist es auch nicht. Beim Sex mit Schmerz und Macht zu spielen, ist eben ziemlich geil, wenn man den Menschen, mit dem man das macht, gut findet. Das ist es, glaube ich. Am Anfang fand ich auch diese ganze Szene-Sache gut, sich aufregende Klamotten zu kaufen oder zu basteln und so viele total unterschiedliche Leute kennenzulernen. Das ist jetzt gerade schön, aber es muss nicht sein. Der Mensch, mit dem ich zusammen bin, ist die Hauptsache.

Der Kampf um den Körper:

sweetest Devotion

Alter: 25 | Beruf: im sozialen Bereich tätig | Wohnort: Großraum Hamburg | Beziehungsstand: vertraglich ihrem Herrn unterworfene Sklavin

Am Telefon fragte sie ihr damaliger Freund vor fünf Jahren, was sie davon hielte, den Po versohlt zu bekommen. Ziemlich viel hielt sie davon. Und hatte großen Spaß daran, mit ihm immer mehr sadomasochistische Praktiken auszuprobieren. Als sie allerdings nach einiger Zeit auf den Begriff »Sadomasochismus« stieß und ihr klar wurde, dass es das ist, was sie gerade mit so viel Leidenschaft tat, fühlte sie sich miserabel. Schmutzig und pervers. Nicht normal.

Das legte sich, als sie mit ihrem Freund zu einem Stammtisch für junge SMer zwischen 16 und 27 Jahren ging. Die waren alle ganz normal. Und nett. Und aufgeschlossen.

Von ihrem Freund trennte sie sich, als deutlich wurde, dass ihre Fantasien weiter gingen als seine. Es kamen andere Männer.

Anfang des Jahres hat sie sich in einen Mann verliebt, der ihrem Bedürfnis nach absoluter Hingabe nachkommt wie keiner zuvor. Es gibt einen Sklavenvertrag, durch den sie sich beispielsweise zu bestimmten Formen der Körperhygiene und Kleidung verpflichtet und ihr untersagt wird, an sich selbst sexuelle Handlungen zu vollziehen ohne die Erlaubnis des Mannes.

Ihre Unterwerfung reicht tief. Gleichzeitig hat sie mit diesem Mann begonnen, selbst zu toppen. Weil er Switcher ist und sie ihm jeden Wunsch von den Augen abliest. Das Dominieren bereitet ihr Freude, besonders weil sie aus eigener Erfahrung weiß, wie wertvoll die Hingabe ist, die ihr dann entgegengebracht wird. Aber so erfüllend wie die eigene Unterwerfung ist es für sie nicht.

Sie verbringt viel Zeit auf Stammtischen und Partys. Ihr Vanilla-Umfeld weiß größtenteils nichts von ihrer Neigung. Einer Freundin hat sie davon erzählt. Sie hat nicht negativ reagiert, spart das Thema aber seitdem aus.

Also setzt sich der Freundeskreis von sweetest Devotion mehr und mehr aus Sadomasochisten zusammen. Mit denen kann sie eben über alles, auch über ihre Lust, ihre Liebe, die Art ihrer Beziehung, sprechen. Und die muss sie nicht belügen wie beispielsweise die christlichen Eltern, denen sie nicht sagen kann, wo sie wirklich hingeht, wenn sie auf eine SM-Party geht.

Drei Jahre bevor sweetest Devotion ihre sadomasochistische Neigung entdeckte, erhielt sie die Diagnose Multiple Sklerose.

Manche Menschen verstehen nicht, wie jemand, der doch sowieso ganz oft solche Schmerzen hat, sich dann freiwillig noch mehr Schmerzen aussetzen kann im sadomasochistischen Spiel.

Für sweetest Devotion ist das anders. Die Schmerzen, die ihr Partner ihr zufügt, sind nicht mit dem vergleichbar, was die Krankheit ihr antut. Tatsächlich hilft ihr ihr Sadomasochismus, mit der Krankheit besser zurechtzukommen.

Durch die MS hat sie ein völlig verzerrtes Körpergefühl bekommen. Ihr Körper ist nichts, was einfach so da ist, ohne weiter aufzufallen, und er ist in der Regel auch nichts Gutes. Und nichts, was sie unter Kontrolle hat. Fast immer tut ihr irgendetwas weh oder es fühlt sich das linke Bein plötzlich tauber an als das rechte.

In SM-Sessions erfährt sweetest Devotion ihren Körper auf eine andere, auf eine wohltuende Weise. Er schenkt ihr plötzlich positive, tief erfüllende Gefühle, er fühlt sich herrlich an und so wie er soll.

Wenn sweetest Devotion allerdings Schübe hat, im Kortisontaumel von Schmerzen beherrscht sich dem Tod näher fühlt als dem Leben, ist es ihr unmöglich, zu spielen. Klingen die MS-Schmerzen dann aber wieder ab, mag sie es, sie durch lustvolle Schmerzen zu überdecken.

Und wenn es vorbei ist, feiert sie gerne mit Szene-Freunden Still-alive-Partys. Um nachzuholen an Lebendigkeit, was sie in einem Monat fast völliger Isolierung verpasst hat.

Auch wenn sie keinen Schub hat, muss sie mehr Rücksicht auf ihren Körper nehmen als andere, hält er sie oft von dem, was sie eigentlich will, ab. Sie ist schnell erschöpft und gerade, wenn sie durch Spreizstangen oder Ähnliches in einer bestimmten Körperhaltung fixiert wird, krampfen ihre Muskeln oft, was zu starkem Zittern führt.

Es ist auch nicht leicht, dem Partner die Angst davor zu nehmen, ihrem Körper Schaden zuzufügen. Ihr letzter Freund brach jedes Spiel ab, sobald sie so stark zu zittern begann. Dabei wäre das meist gar nicht nötig gewesen.

In letzter Zeit traut sich sweetest Devotion wegen ihres noch stärker gewordenen Zitterns auch nicht mehr, auf Playpartys öffentlich zu spielen, obwohl sie das eigentlich gerne tut. Sie hat zwar noch keine negativen Erfahrungen in der Richtung gemacht, aber sie hat das Gefühl, dass schon ein sehr idealistisches Körperbild in der Szene vorherrscht, dass man es mit einem von der Norm abweichenden Körper schwerer hat, akzeptiert und gemocht zu werden.

Aber so etwas kann sich ja ändern im Laufe der Zeit, hofft sweetest Devotion. Und sie hofft auch, trotz ihrer Krankheit spielen zu können, solange sie will.

Tanz:

Simona

Alter: 33 | Beruf: Tänzerin | Wohnort: hauptsächlich Berlin, aber viele andere Städte der Welt ebenfalls | Beziehungsleben: Single

Ich bin in erster Linie Tänzerin und dann SMerin. Ich tanze, seit ich denken kann. Meine Mutter ist Schauspielerin. Ich hatte von klein auf Ballettunterricht am Theater. Was ich heute mache, hat mit Ballett nicht mehr viel zu tun, es ist eben Tanztheater im weitesten Sinne. Ich habe in Belgien und London gelernt, in Los Angeles, Barcelona, Medellín, Zagreb, in Frankreich und in Deutschland gearbeitet.

In London habe ich vor vier Jahren einen Tänzer und Choreographen kennengelernt, der Sadomasochist war. Wir hatten eine ziemlich heiße Affäre und so hat das begonnen. Mit diesem Tänzer habe ich jetzt nichts mehr, aber wir sind weiterhin befreundet und er fesselt mich immer noch ab und zu. Ich war mit einem anderen Tänzer zusammen, der ebenfalls eine Vorliebe für SM hatte. Wir haben uns vor einem halben Jahr getrennt, weil es immer eine große räumliche Entfernung zwischen uns gab, was auf Dauer nicht mehr ging. Jetzt spiele ich mit unterschiedlichen Menschen auf Partys und warte darauf, wieder jemanden zu finden, in den ich mich verlieben kann. Das muss aber auch nicht sein oder nicht sofort. Ich arbeite viel, ich käme im Moment sowieso nicht dazu, mich wirklich in einer Beziehung zu engagieren.

Für mich geht es bei SM nicht primär um Macht und Ohnmacht. Beziehungsweise doch, aber es geht mir um das Spiel mit Macht, um Macht als energetisches Feld quasi, in dem wir uns bewegen und erfahren können. Was ich gar nicht nachvollziehen kann, ist, dass man auf eine Weise spielt, wo einer immer das Sagen hat und der andere kuscht. Und das ist ja bei vielen Paaren nicht nur im erotischen Sinne so, sondern auch im Alltag oder in anderen Bereichen. Das verstehe ich nicht. Ich verstehe auch nicht, warum man Menschen erniedrigt und demütigt. Für mich ist es ganz wichtig, Respekt vor allen Menschen zu haben, ganz besonders, wenn man etwas Erotisches mit ihnen erlebt oder ihnen sonst irgendwie nahekommt.

Ich arbeite hart daran, dass mein Körper so aussieht, wie er aussieht. Und ich schätze an SM, dass ich für diesen Körper Anerkennung bekomme. Für mich geht es darum, sich gegenseitig zu begehren und zu feiern und auch zu achten. Das ist SM. Egal, ob man empfängt oder gibt. Ich mag sowieso dieses Festgelegte nicht so gern, dass einer also immer der Top ist und der andere der Sub, wie das ja oft gelebt wird. Für mich und die Kreise, in denen ich mich bewege, ist es anders. Alle sind alles. Ich kann mal schlagen und mich mal schlagen lassen. Mal fesseln und mal gefesselt werden. Ich kann Königin oder Sklavin spielen. Und der Unterschied ist gar nicht so groß. Ich kann meine Rolle innerhalb eines Spiels wechseln. Und ich muss das sowieso überhaupt nicht so klar machen. Für mich funktioniert das nicht, zu sagen: Ich bin heute passiv, ich werde geschlagen, aber ich darf nicht zurückschlagen. Das ist der totale Krampf, da muss ich mich dann die ganze Zeit zurückhalten und beherrschen, da blockiere ich quasi die Energien, die durch das Spiel in mir oder zwischen den Beteiligten zu fließen beginnen. Mir ist das ganz wichtig, dass beide aktiv sind, beide geben und empfangen. Dass man sich mal zurücklehnen und entspannen kann und dann wieder loslegt. Den anderen auch überrascht. Für mich ist SM ein erotischer Kampf und das ist der Witz. Wenn man von vornherein festlegt, wer stark sein darf und wer bloß schwach, dann ist das natürlich kein interessanter Kampf mehr. Das geht für mich bloß beim Fesseln, wobei es da eigentlich auch nicht so ist, dass ich beispielsweise, wenn ich gefesselt werde, einfach so dastehe und die Dinge mit mir geschehen lasse. Ich gebe da ja auch Impulse. Das funktioniert nicht, dass der andere sich vornimmt, mich genau so und so zu fesseln, und das dann auch so macht. Das ist wie im Tanz: Für mich ist immer die Improvisation interessant. Wenn man spontan auf das reagiert, was passiert. Und dabei nicht nachdenkt, sondern spontan seinen Körper sich ausagieren lässt. Wenn mich also zum Beispiel jemand fesselt, dann macht das etwas mit mir, und das bedeutet wiederum, dass ich Bewegungsimpulse habe, denen ich nachgebe. Wenn ich mich dann so oder so bewege, dann ergeben sich daraus für meinen Partner neue Handlungsoptionen. Und so weiter.

Für mich ist SM Tanz. Wir bewegen uns gemeinsam, wir spüren die Energien, die zwischen uns frei werden, wir werden Teil von ihnen.

Schmerz ist eine sehr starke Energie, wenn man ihn zulässt. Das Problem im normalen Leben ist, dass wir uns dem Schmerz automatisch verschließen, weil wir ihn als etwas Negatives, Bedrohliches empfinden. Es entstehen automatisch Blockaden im Körper, Verspannungen, das können wir gar nicht verhindern.

Aber bei SM ist das anders. Ich weiß dann, jemand wird mich schlagen oder Klammern an meinem Körper befestigen, aber ich will genau das und ich bin mir auch ganz sicher, dass es vollkommen ungefährlich ist, weil ich dem anderen vertraue. Dann kann ich mich in den Schmerz hineinfallen lassen, kann ihn ungehindert durch meinen Körper fließen lassen und dann ist das etwas sehr Energetisches, was der Schmerz mit mir macht. Das ist ein ganz starker Energiefluss, der durch meinen Körper strömt. Dadurch spüre ich mich selbst sehr intensiv, jeden Winkel meines Körpers, und wie alles zusammenhängt, dass alles eins ist. Es gibt eben nicht meine Hand, meinen Fuß, meinen Kopf, meinen Bauch. Es ist alles eins. Wenn mich jemand mit einer Peitsche auf meinen Po schlägt, dann spüre ich diesen Schlag von den Fußsohlen bis zur Schädeldecke. Und ich spüre, wie die Energie noch darüber hinausgeht, aus meinem Kopf, aus meinen Füßen hinaus und in den Raum hineinströmt. Das ist Wahnsinn. Das ist wirklich intensiv.

SM ist auch sehr ästhetisch. Ich verstehe nicht, warum es so viele SMer gibt, die sich körperlich total gehen lassen, die starkes Übergewicht haben oder eine ganz schlechte Haltung. SM kann so schön aussehen. Wenn zwei miteinander in diesen Tanz eintreten oder auch mehrere. Wenn ich die Energien zwischen ihnen leuchten, vibrieren sehe. Diese große Kreativität, die wir entfalten können, wenn wir uns kleiden. Die Bewegungen, die plötzlich passieren, weil der Schmerz sie vorgibt, die man bewusst so gar nicht herstellen, sich nicht einmal vorstellen könnte.

Für mich ist SM ein Fest, mit dem wir unsere Körper feiern und all die unzähligen Möglichkeiten, die in ihnen stecken. Wir beschneiden unsere Körper ja normalerweise, indem wir ihnen diese riesigen Empfindungswelten vorenthalten.

Durch SM wird mein Körpererleben ganzheitlicher. Das ist mir wichtig. Ich möchte schon, dass mein Körper mir alles gibt, was er hat an Geschenken.

Drachenzeit:

Lea

Alter: 51 | Beruf: Schriftstellerin, Texterin, Eigentümerin eines Ladens für Designeranzüge | Wohnort: Berlin | Sternzeichen: Widder, Aszendent Widder |Familienstand: ein paar Kinder, ein Lebenspartner, eine Liebste

Wenn Lea jemanden mag, verspottet sie ihn gern. Ihre Lieben lächeln sie in solchen Fällen glücklich an. Früher hatte Lea meist weniger Erfolg mit dieser Art der Sympathiebekundung.

Ihre Mitmenschen reagierten verletzt bis verärgert und Lea verstand nicht, warum die Stimmung plötzlich kippte. Genauso wenig wie ihr einleuchtete, warum man ihr dafür, dass sie Führungsaufgaben wahrnahm, nicht dankbar war, sondern ihr mit Abneigung begegnete.

Fakt ist, dass dominant auftretende Frauen keinen allzu guten Stand in unserer Gesellschaft haben. An manchen ihrer Ränder allerdings schon.

Seit Lea als bekennende Sadomasochistin lebt, kommt sie besser mit ihrer Umwelt klar. Und hat sich dabei gar nicht so sehr verändert. Sie balgt sich mit ihrer Freundin, bis diese aufgibt, verschnürt sie dann fachgerecht und hängt sie an den Haaren an die Decke.

Früher hat sie sich leidenschaftlich gern mit den anderen Kindern geprügelt. Besonders entzückend fand sie es, jemanden bei Indianerspielen an einen Baum zu fesseln und fixiert zu lassen, bis er sagte, er habe jetzt keine Lust mehr, er müsse nach Hause, zum Mittagessen, die Eltern warteten.

»So ein Pech aber auch!«, sagte Lea dann genussvoll und der erlegte Indianer brach in Tränen aus.

Lea fand weinende Kinder unwiderstehlich schön. Aber es war ihr auch klar, dass man sie irgendwann losbinden musste. So wie heute die aus freien Stücken sich ihr aussetzenden Beutestücke ebenfalls in Ruhe gelassen werden müssen, wenn sie Kopfschmerzen bekommen, ihnen die Glieder einschlafen, sie frieren oder nicht mehr wollen.

Die dominante Lust ist eine, die sich leider nur selten ohne einen Fuß auf der Bremse genießen lässt.

Aber es gibt Schlimmeres. Wenn man sich selbst beispielsweise dafür schämt, dass man die Tränen anderer liebt. Wie Lea es früher tat.

Mit 14 ging sie ein paar Wochen mit einem Klassenkameraden, in den sie aber nicht verliebt war, weswegen sie ihn bald wieder verließ. Und zwar auf einer Party, die sie gemeinsam besuchten, mit diesem Taktgefühl, das Pubertierenden eigen ist. Daraufhin saß der Verlassene den ganzen Abend über in einer Ecke mit Tränen in den Augen, auf den Wangen. Dass er wegen ihr so weinte, gefiel Lea dermaßen gut, dass sie sich glatt noch einmal eine Woche auf ihn einließ. Und sich selbst mehr als seltsam fand dabei.

Seltsam hatte sie sich schon ein Jahr zuvor gefühlt, bei einem Klassenfest. Es wurde getanzt. Auf der einen Seite des Raumes standen die Jungs, auf der anderen die Mädchen. Ein Klassenkamerad von Lea, ein besonders unattraktiver und auch unsympathischer Kerl, nahm sich ein Herz, verließ das Jungenlager, durchquerte unter den Blicken aller den Saal, um Lea, die umringt von ihren Freundinnen stand, zum Tanzen aufzufordern.

»Ich würde nicht einmal mit dir tanzen«, erwiderte Lea, einer spontanen, sie selbst ziemlich verwundernden Eingebung folgend, »wenn du hier vor mir auf die Knie fallen würdest!«

Seinerseits wiederum einer spontanen Eingebung gehorchend, ging der arme Junge tatsächlich auf die Knie und bat: »Bitte tanz mit mir, meine Prinzessin!«

Lea tanzte nicht mit ihm, sondern rannte stattdessen auf die Toilette, wo sie sich eine ganze Weile lang mit von Panik blockiertem Gehirn verbarrikadierte. Dabei wollte sie eigentlich nicht vor den anderen, sondern vor sich selbst weglaufen, wenn das nur ginge, vor diesem namenlos Schlechten in ihr, das dafür verantwortlich zeichnete, dass sich spontan Nässe zwischen ihren Beinen ausgebreitet hatte, als der Junge, den sie wirklich nicht mochte, vor ihr auf die Knie fiel, das Wort »Prinzessin« im Mund.

Das in ihr, was das macht, dachte Lea, das ist nicht normal und das muss geheim bleiben.

In den folgenden Jahren lebte sie ihre dominante Ader, die sie nicht kannte, auf für sie angenehmere, da weniger offensichtliche Weise aus.

Sie hatte als 16-, 17-, 18-Jährige zwei Freunde, die beide voneinander wussten und miteinander einverstanden waren.

Der eine, Uwe, war ein Crossdresser mit submissiven Wesenszügen, die Lea damals nicht als solche erkannte. Uwe und Lea brezelten sich gerne auf am Wochenende, um in Köln oder Düsseldorf (sie wohnten im Ruhrgebiet) tanzen zu gehen. In den frühen Morgenstunden trampten sie zurück. Leas Füße in beachtlichen High Heels taten weh. Sie setzte sich auf die Motorhaube irgendeines herumstehenden Autos, um die Schuhe auszuziehen. Uwe kauerte sich in den Rinnstein und massierte ihr die Füße.

Der andere, Holger, war dominanter in seinem Auftreten, aggressiver. Die Beziehung zwischen Lea und ihm war von Kämpfen geprägt, von ständigem Kräftemessen und gegenseitigen Verletzungen. Von Aktionen wie dem exzessiven Rumknutschen mit anderen vor den Augen des Partners auf Partys.

Holger war unter anderem Mitglied im Schachverein. Lea war das nicht, trotzdem bekam sie schlechte Laune, als Holger sie dreimal hintereinander besiegte.

Da sagte Holger: »Pass auf, hau mir doch einfach ein paar rein, vielleicht geht's dir dann ja besser.«

Und er nahm seine Brille mit einer unnachahmlichen Geste der Ergebenheit ab. Blickte sie dann mit einer Mischung aus Trotz und Widerwillen und tatsächlich auch Gier an.

Lea schlug ihn tatsächlich. Fest und mehrmals. Anschließend hatten sie wilden Sex.

Ihr Ehemann, den Lea kurze Zeit später kennenlernte, wies erfreulicherweise ebenfalls submissive Tendenzen auf. Lea hatte immer noch keine Worte für all das, aber es war klar, dass sie das Sagen hatte. Im Alltag, in gewisser Weise, da sie arbeiten ging und ihr Mann sich um Haus und Kinder kümmerte. Und im Bett auch, weil ihre Lust stets das Allerwichtigste auch für ihn war. Und dann bestrafte sie ihn manchmal durch exzessives Kitzeln oder Ähnliches, wenn er beispielsweise nicht mit ihr ins Kino gehen wollte. Und genoss das ungemein.

Die Ehe beginnt nach zwanzig Jahren aus anderen Gründen zu kriseln.

Lea bekommt Lust auf Anderes. Sie treibt sich viel in diversen Chats herum, in denen Frauen Männer und hauptsächlich Männer Frauen suchen.

Bei einer Tagung lernt sie Leonard kennen. Leonard neckt sie immerzu, widerspricht ihr, wo er kann. Vertritt schließlich in einer Konferenz tatsächlich eine zu der ihren gegensätzliche Position, obwohl Lea weiß, dass er eigentlich ihrer Meinung ist. Daraufhin sagt sie – schon wieder von so einer spontanen Eingebung befallen: »Wenn du mit dem Scheiß nicht aufhörst, gehen wir vor die Tür und du nimmst die Brille ab!«

Er grinst sie breit an.

Abends beim Essen sitzt er ihr gegenüber. Unter ihrer Serviette liegt ein Zettel, auf dem steht: Ob rot, ob blond, ob braun – ich liebe alle Fraun, die sich traun, mir den Hintern zu verhaun.

Das Essen wird aufgetragen. Lea ist plötzlich ganz eigenartig aufgeregt. Nach dem Essen gehen alle in die Stadt, um Cocktails zu trinken. Bloß Lea und Leonard finden sich stattdessen irgendwie im selben Aufzug wieder. Sie knüpft nahtlos an den Zettel an. Das könne er nicht wirklich wollen, sagt sie, und er: Doch. Aufschneider, denkt Lea, Angeber. Und sagt: »Okay, du Arsch, das kannst du haben.«

Er grinst, wie er die ganze Zeit schon grinst.

In seinem Hotelzimmer konfrontiert er Lea mit einer beachtlichen Sammlung von Rohrstöcken. Jetzt wird ihr doch mulmig.

»Du kannst nicht wirklich wollen, dass ich dich mit diesen Dingern schlage!«, versucht sie es ein letztes Mal.

Er will genau das.

Und sie schlägt ihn. Verdammt hart, sie hat ja keine Ahnung davon. Sie spürt nur, wie sie sich selbst schält dabei, wie mit jedem Schlag eine Schicht von ihrer Seele sich löst, bis ihre Purheit ahnbar wird.

Exzessiver Sex im Anschluss.

Und dann fühlt sich Lea miserabel. Weil sie ihren Mann betrogen hat, und wie.

Weil sie außerdem gewalttätig ist. Weil sie einen anderen Menschen misshandelt hat und erregt dabei war wie selten. Das ist weder nett noch sozial kompatibel, denkt Lea. Und denkt dann möglichst wenig weiter darüber nach.

Lea schwört sich, so etwas nie mehr zu tun.

Aber das ist Quatsch. Sie trifft Leonard ganz bald schon wieder, nimmt die Stöcke in die Hand, lässt sie ihn spüren und spürt sich selbst dabei.

Anschließend ist ihre eigene Gewalttätigkeit nicht mehr ganz so schlimm für Lea wie beim ersten Mal, aber beklemmend bleibt das alles. Es dauert eine ganze Weile, bis sich Lea im Spiegel ins Gesicht schauen kann, nachdem sie zugeschlagen hat.

Leonard ist leider vollkommen auf diese Sache mit den Stöcken fixiert. Lea hingegen hat generell Fantasien vom Herrschen, vom Kontrollieren. Das geht mit ihm alles nicht. Es geht nur das Eine mit ihm.

Aber Lea weiß durch ihre fundierten Recherchen im Internet, dass es eigentlich noch mehr gibt.

Affäre und Ehe gehen ungefähr gleichzeitig in die Brüche. Das eine hat mit dem anderen nichts zu tun.

Lea hat ein paar unverbindliche Affären mit Sadomasochisten, die sie in irgendwelchen Chatrooms auftut.

Das ist alles schön und interessant, aber es meldet sich nach einiger Zeit in Lea wieder das Bedürfnis nach inniger Zweisamkeit, nach Liebe und Partnerschaft. Gepaart mit SM, versteht sich.

Lea gibt in einem einschlägigen Forum eine entsprechende Annonce auf.

Unter anderem melden sich unabhängig voneinander zwei Mitarbeiter der philosophischen Fakultät in Hamburg. Der eine bekommt dann doch kalte Füße, der andere verliebt sich fernmündlich.

Nach viel versprechendem Mailkontakt telefoniert Lea manchmal von abends um zehn bis morgens um sechs mit dem zehn Jahre jüngeren Ferdinand.

In den Telefonaten stellt sich erstens heraus, dass mit Ferdinand, was D/S anbelangt, ziemlich viel möglich sein müsste für Lea, dass er ihre Faszination für Kontrolle teilt, und zweitens, dass die beiden sich auch jenseits aller Machtspielereien etwas zu sagen haben.

Vor dem ersten Treffen haben beide Angst. Es wäre schließlich gut möglich, dass sich der inzwischen so kostbar gewordene nächtliche Gesprächspartner beim Erstkontakt von Angesicht zu Angesicht als unattraktiv erweist oder einen selbst so wahrnimmt. Tief würde die Enttäuschung sich auftun nach all den vorsichtig angefühlten Möglichkeiten, welche die Telefonate eröffneten.

Aus Furcht vielleicht oder aus waghalsiger Konsequenz beschließen die beiden, ihre damals noch etwas ungewöhnliche Art der Kontaktanbahnung noch ein bisschen beizubehalten.

Üblicherweise sieht man jemanden, dann spricht man mit ihm. In Leas und Ferdinands Fall kam das geschriebene Wort vor dem Gesprochenen und dieses vor dem Angesicht.

Lea überschüttet den glücklichen Ferdinand vor ihrem ersten Besuch mit einem Berg von Anweisungen. Was sie in seinem Kühlschrank vorzufinden wünscht, diktiert sie ihm, und was sie sonst noch benötigt das Wochenende über. Eine Reitgerte unter anderem, deren Kauf Ferdinand in lustvolle Panik versetzt.

Ferdinand wohnt gemeinsam mit einem glücklicherweise gerade abwesenden Freund in einem Haus am Rande Hamburgs.

Als Lea in seine Straße einbiegt, ruft sie ihn an. Wie verabredet löscht er das Licht im ganzen Haus und kniet selbst nackt in einem der Zimmer nieder. (So sollte man keinem das erste Mal begegnen, ohne sich covern zu lassen, denn es könnte gefährlich sein. Das ist beiden im Grunde genommen klar, aber wer niemals den Verstand verliert, so Schiller, der hat keinen zu verlieren.)

Lea betritt das dunkle Haus, sucht sich behutsam ihren Weg.

Bevor sie ihn spürt, riecht sie ihn. Und er riecht gut. Sie berührt ihn.

Die folgenden Tage und Nächte spielen sie.

Als sie sich zum zweiten Mal treffen, liegt Ferdinand auf dem Bett und quengelt, Lea sei viel zu sanft und sie solle doch mal richtig streng werden.

Die Kritik der neuen Liebe trifft Lea hart und unerwartet. Es schießt ihr die Wut ins Blut, die Ferdinand sich wünscht. Sie holt ihn aus dem Bett, zwingt ihn in einer Zimmerecke auf die Knie und ohrfeigt ihn schlimm und lange, wobei sie ihm demütigende Sätze zu sagen befiehlt.

Damit waren sie am Kern ihrer beider Lust angelangt.

Alles verlassen und in eine ganz andere Gefühlswelt eintauchen. Dort der eigenen, der fremden Angst begegnen.

Lea lernt ihren eigenen Drachen kennen und lieben und außerdem das Heldenopfer schätzen.

Denn es sind Helden, die sich ihr hingeben, die den Drachen ertragen ihr zuliebe, die tapfer erdulden, was sie ihnen antut.

Sie bekommen zur Belohnung die Prinzessin, wenn der Drache befriedet davonfliegt.

Lea und Ferdinand führen eine Fernbeziehung. Ihren drei jugendlichen Kindern erklärt Lea, wie ihre Lust funktioniert, als Armin öfter bei ihnen auftaucht. Für den Sohn sind das mehr Informationen über seine ihm sowieso zu schräge Mutter, als er gebraucht hätte. Die Töchter finden das interessant und behaupten, sowieso längst etwas in der Art vermutet zu haben.

Nahezu alle in Leas Umfeld wissen inzwischen, wie sie empfindet. Ihr Freundeskreis setzt sich aber auch nach und nach immer mehr aus Sadomasochisten zusammen.

Lea und Ferdinand probieren etwas aus, was EPE, also Erotic Power Exchange, genannt wird, in Abgrenzung zu TPE, dem Total Power Exchange, was ihnen beiden nicht behagt.

Ferdinands Lust gehört also Lea. Legt er Hand an sich, muss er sie vorab um Erlaubnis bitten. So die Theorie. Praktisch ist das, wie immer im Leben, nicht so einfach. Am besten funktioniert ein Modell, demzufolge Ferdinand 14 Tage nach einem Treffen mit Lea frei über sich selbst verfügen darf und die 14 Tage vor dem nächsten Treffen (sie treffen sich alle vier Wochen) wieder engere Daumenschrauben angelegt bekommt.

In ihren gemeinsamen Spielen ist seine Orgasmuskontrolle durch sie wesentliches Element. Das hat mehrfache Vorteile für Lea. Zum einen liebt sie es nun mal, Kontrolle auszuüben und zu quälen dabei. Zum anderen hat die männliche Lust es an sich, meist vehement zu schwächeln nach einem Orgasmus. Das ist für Frauen, die diesbezüglich meistens anders funktionieren, unerquicklich. Vermittels Orgasmuskontrolle lässt sich dieses Problem in den Griff bekommen. Erst wenn sie nicht mehr will, bekommt er, was er braucht, um auch nicht mehr zu wollen.

Und dann mag Lea die Idee, sich ihren Freund zum perfekten Liebhaber zu dressieren.

Als Ferdinand nach ungefähr zwei Jahren zu ihr nach Mülheim zieht, verfallen die beiden auf die Idee, es doch einmal mit einer 24/7-Beziehung zu probieren. Ferdinand fühlt sich zu dem Zeitpunkt überfordert von seinem Leben, der Promotion vor allen Dingen, und findet es verlockend, sich den ewigen Ärger wegen seiner mangelnden Selbstdisziplin durch Fremddisziplinierung vom Leibe zu halten. Lea wiederum mag es, liebevoll Kontrolle auszuüben. So wie sie das Schmerzenzufügen als intensive Zärtlichkeit versteht, so ist für sie dominante Kontrolle außergewöhnliche Aufmerksamkeit dem Geliebten gegenüber.

Was sie allerdings nicht mag, ist seine ständige Rebellion, der dauernde Kampf. Die ewigen Diskussionen darüber, wie das alles besser funktionieren könnte. Und dann funktioniert es doch nicht, ist vielmehr enttäuschend, wird erneut diskutiert und der Tonfall wird schärfer.

Lea und Ferdinand lassen das Projekt 24/7 wieder fallen.

Stattdessen beginnen sie, in die örtliche SM-Szene einzutauchen. Sie besuchen Stammtische und Partys.

2004 ziehen Lea und Ferdinand um. Leas Kinder sind inzwischen erwachsen und von zu Hause ausgezogen. Lea hat vom Ruhrgebiet schon seit Jahrzehnten genug. In Hamburg kennen die beiden ein sadomasochistisches Paar, das an einer Hausgemeinschaft auf dem Land interessiert ist.

Lea und Ferdinand ziehen schließlich gemeinsam mit vier anderen in ein hübsches Haus in ein kleines Dorf im Norden.

Mit einem ihrer neuen Mitbewohner schreiben Lea und Ferdinand Comedy-Programme zu BDSM-Themen und gehen damit auf Tournee. Außerdem veranstalten sie große SM-Partys, zu denen die Menschen aus ganz Deutschland mit Freuden angereist kommen. Überhaupt sind fast immer irgendwelche Gäste in dem geräumigen Haus zu finden. Und es ist ganz normal, dass im Wohnzimmer jemand ausgepeitscht wird, während jemand anderes auf einem Sofa liegt und liest und im Garten gegrillt wird.

Ferdinand und Lea haben sich in der Zwischenzeit entschieden, ihre Beziehung offen zu leben. Das wurde für Ferdinand wichtig nach ein paar Jahren und Lea verspürte zwar kein Bedürfnis nach anderen Liebhabern, wollte aber Ferdinand nicht im Weg stehen. Etwa vier Wochen nach Festlegung der neuen Regeln beginnt Lea eine Affäre mit Lars. Es ist aber nichts Ernstes, es verläuft sich wieder.

Lea spielt ein bisschen mit dem einen oder anderen. Aber unverbindliche Spiele, in denen Liebe nicht vorkommt, sind im Grunde genommen ihre Sache nicht. Es fehlten ihr die Innigkeit, die Nähe, die einem Spiel erst seine wirklich erfüllende Intensität gibt. Es ist auch schwer, zu vertrauen, wenn man sich kaum kennt. Und Lea braucht das Vertrauen darauf, dass, was der andere ihr erlaubt ihm anzutun, für ihn auch wirklich in Ordnung ist.

Da sie bisexuell ist, hält Lea verstärkt Ausschau nach Frauen.

2005 verliebt sie sich in die dreißigjährige Maria. Wieder eine Fernbeziehung und wieder ein großer Altersunterschied. Orgasmuskontrollspiele, so stellt sich heraus, sind in Beziehungen mit Frauen eher deplatziert. Und D/S funktioniert zwischen den beiden auch nicht. Maria und Lea haben hauptsächlich das, was Lea hierarchischen Sex nennt. Schmerzen, Macht, Demütigungen, all das wird beim Liebesspiel von den beiden zur Luststeigerung benutzt und taucht ansonsten in ihrer Beziehung nicht auf.

Lea und Maria schreiben sich viel, reden viel, streiten schließlich viel, möchten beide verschiedene Dinge oder vielleicht sogar das Gleiche, ohne es zu merken.

Sie verlieren sich nach anderthalb Jahren und es ist schmerzhaft. Mit Ferdinand lebt Lea immer noch zusammen, inzwischen mit neuen Mitbewohnern in Berlin, aber sie haben keinen D/S mehr. Warum nicht, lässt sich nicht wirklich sagen. Ferdinand ist sich nicht sicher, ob BDSM überhaupt noch seine Sache ist.

Lea hat schon, während sie noch mit Maria zusammen war und in dem Haus im Norden wohnte, eine Spielbeziehung zu einem Mann aus einer anderen Stadt begonnen, der ihr sehr am Herzen liegt, aber bei ihr keine Schmetterlinge im Bauch freisetzt.

Eigentlich hatte Lea die Frauenwelt aufgegeben, nach all den Missverständnissen und Verletzungen mit Maria. 2008 gibt sie ihr doch noch eine Chance und verliebt sich in Pea. Lea frönt wieder ihrer Lust an D/S und Erotic Power Exchange. Dabei ist D/S jetzt sexueller, als Lea ihn bislang erlebt hat, führen Spott und Kontrolle und Anweisungen fast immer zu mehr oder weniger sexuellen Handlungen oder zumindest deutlicher Erregung.

Lea hofft, dass das möglichst lange so bleibt. Und dass vielleicht auch irgendwann mit Ferdinand wieder SM denkbar wird.

Es ist nicht einfach. Dem Wunsch auf Ewigkeit, der jeder neuen Verzauberung innewohnt, zum Trotz nagt der Zahn der Zeit beharrlich an jeder Lust. Und vielleicht braucht man für SM ganz besonders viel Leidenschaft. Lea kennt kein Liebespaar, das seinen gemeinsamen Sadomasochismus über 15 Jahre hinweg aufrechterhalten konnte.

Aber das muss ja nichts heißen. Es ist schließlich nicht unmöglich, dass sich die Zeit an Leas Lust die Zähne ausbeißt.

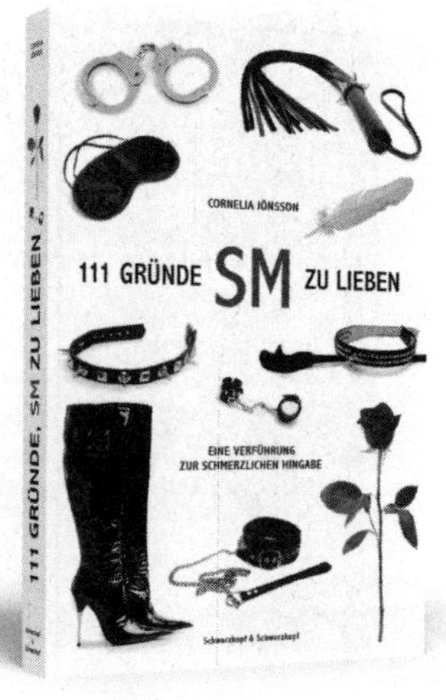
111 GRÜNDE, SM ZU LIEBEN
CORNELIA JÖNSSON
111 GRÜNDE SM ZU LIEBEN
EINE VERFÜHRUNG
ZUR SCHMERZLICHEN HINGABE
Schwarzkopf & Schwarzkopf

Die Autorin

Cornelia Jönsson, geboren 1980, studierte Theaterwissenschaft und Philosophie in Wien und Berlin. Sie arbeitete als Assistentin, Dramaturgin und Autorin an verschiedenen Theatern. Ihr Monolog *Fressen Lieben Kotzen* wurde im Mai 2008 im Kölner Theater der Kulturen uraufgeführt. Sie ist Walter-Kempowski-Preisträgerin der Hamburger Autorenvereinigung. Bei Schwarzkopf & Schwarzkopf sind von Cornelia Jönsson *111 Gründe, SM zu lieben* erschienen sowie in der Reihe ANAIS der Roman *Spieler wie wir*. In Kürze erscheint dort der zweite Teil der *Spieler*-Trilogie, *Spieler unter sich*.

Cornelia Jönsson
LUST AUF SCHMERZ
33 Frauen erzählen, wie sie ihren Sadomasochismus entdeckten
ISBN 978-3-89602-909-6

Lektorat: Nadine Landeck | Titelbild: © Julia Brandenburg

Katalog
Wir senden Ihnen gern kostenlos unseren Katalog
Schwarzkopf & Schwarzkopf Verlag GmbH
Kastanienallee 32 | 10435 Berlin
Telefon: 030 – 44 33 63 00 | Fax: 030 – 44 33 63 044

Internet | E-Mail
www.schwarzkopf-schwarzkopf.de
info@schwarzkopf-schwarzkopf.de